ZHENGHE PIFUXINGBINGXUE
YANJIU ZAITAN

整合皮肤性病学研究再探

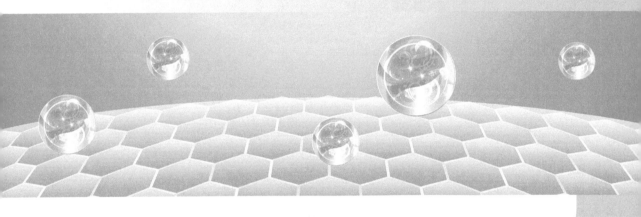

蒙军 ◎ 著

U0301884

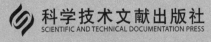

科学技术文献出版社
SCIENTIFIC AND TECHNICAL DOCUMENTATION PRESS

·北京·

图书在版编目（CIP）数据

整合皮肤性病学研究再探 / 蒙军著. —北京：科学技术文献出版社，2023.12
ISBN 978-7-5235-0871-8

Ⅰ.①整… Ⅱ.①蒙… Ⅲ.①皮肤病学 ②性病学 Ⅳ.① R75

中国国家版本馆 CIP 数据核字（2023）第 200291 号

整合皮肤性病学研究再探

策划编辑：付秋玲	责任编辑：章梦婕	责任校对：张　微	责任出版：张志平

出　版　者　科学技术文献出版社
地　　　址　北京市复兴路15号　　邮编 100038
编　务　部　（010）58882938，58882087（传真）
发　行　部　（010）58882868，58882870（传真）
邮　购　部　（010）58882873
官 方 网 址　www.stdp.com.cn
发　行　者　科学技术文献出版社发行　全国各地新华书店经销
印　刷　者　北京虎彩文化传播有限公司
版　　　次　2023 年 12 月第 1 版　2023 年 12 月第 1 次印刷
开　　　本　787×1092　1/16
字　　　数　210千
印　　　张　12
书　　　号　ISBN 978-7-5235-0871-8
定　　　价　69.00元

序

科学本无目的，用好了可造福人类，如核电技术；用得不好可用之杀人，如核武器。用得好或不好，需要以正确的文化来指导。博大精深的中国传统文化，其整体论、整合观和西方的还原论加以整合，将形成新的医学文化，只有形成整合型的健康服务体系，包括整合型的医学教育体系、研究体系、医疗体系、预防体系和管理体系等，才能引领医学发展的新方向，才能在实施健康中国战略、维护人类健康的事业中走得更快、更远和更好。我以为，皮肤性病学的发展亦然。

现在很多医学研究结果是不真实的，在一条路单向走到底，从宏观到微观，或者从结构到小结构、从长时间到短时间的同时，一定要再走回来，重新回到宏观整体的层面，就是我说的反向医学研究，只有回来的路走通了，形成一个"圆圈"，成为闭环式的研究，才能得到正确的结果。历史上，自然科学，特别是医学，很多巨大成就都是通过反向研究获得的。医学研究要改变现有思维方式，要完善循证医学的不足之处，根本的方法就是反向思维。反向思维涉及多个方面，其中包括真实世界研究。真实世界研究可能也有自身的问题，如果循证医学再加上真实世界研究，特别是在循证医学上加上反向研究，得到正确结果的可能性就会大得多。我以为，皮肤性病学的研究亦然。

2017年9月，我受四川文理学院党委书记王成端先生邀请，到该校做过学术讲座，受到了师生的热烈欢迎，并聘我担任该校的名誉教授和该校康养产业学院的名誉院长，我都愉快地接受了，因为到基层高校普及整合医学知识很有意义。如今，喜闻该校要创建医学院，要大力弘扬整合医学，我感到十分高兴。该校四川革命老区发展研究中心的蒙军博士，系统学习过医学、法学和管理学，努力钻研整合医学知识，潜心研究整合皮肤性病学，积累了丰富的心得体会。经过多年努力，终成《整合皮肤性病学研究再探》一书，我先睹为快，并乐意推荐给同道参考。

是为序。

中国工程院院士
美国医学科学院外籍院士
法国医学科学院外籍院士
中国人民解放军空军军医大学（第四军医大学）原校长
2023 年 2 月 16 日

前　言

　　整体整合医学（Holistic Integrative Medicine，HIM），简称"整合医学"，是樊代明将军首先系统提出来的，它既是认识观，也是方法论。整合医学把人体看成一个整体，把医学数据和证据还原成事实，把临床知识转化为临床经验，把临床经验和临床技术总结出临床真知。整合医学的核心是整体观、整合观和医学观，三观合为整体，密不可分，最核心的是整体观。医学是极其复杂的学问，复杂的学问需要用整合的方法去研究、去教育、去实践，需要整体观、整合观、医学观和发展观，需要结合全视野、多因素、多角度，立体、可变地去认识问题、看待问题、分析问题和解决问题。整合医学是将来解决医学难题、促进医学发展的道路和方法。

　　不可否认，现代医学取得了辉煌的成绩，为人类健康做出了伟大的贡献，但其在发展中也难免会遇到自身难以解决的瓶颈问题。人类所患罕见疾病大约有 7000 种，基本上无药可以完全救治；已占人类约 25% 死因的恶性肿瘤，大都无法治愈。如今，循证医学、转化医学、精准医学等医学模式不断更新，每种医学模式各有优缺点，都试图解决人类遇到的所有医学难题，但由于各自的局限性，截至目前都没完全成功。因为医学不全是科学，医学需要科学的帮助，也需要非科学知识的助力，一切与人体有关的知识都应该囊括进来。正如樊代明院士大力提倡的那样：不能只用科学的方法来研究医学，还要用管理学、人类学、社会学、心理学、环境学等整合系统去研究人类，人类要走向医学的第三个时代，即整体整合时代。在医疗实践中出现的医学专科细化、医学专业细分、医学知识零散，需要我们以健康为本加以整体整合，形成新的医学模式。整合皮肤性病学正是整合医学在皮肤性病领域的具体运用。

　　整合皮肤性病学能充分发挥皮肤性病学的专科优势，它从人的整体出发，把人类医学各专业先进的理论知识和临床有效的实践经验加以高度整合，用有关数据和证据为皮肤性病学服务，把有关的指南、认识和共识总结为皮肤性病学经验，把有关的技术和艺术上升为皮肤性病学医术，再依据当代社会、周围环境和患者心理的情况不断进行总结和创新，在皮肤性病学客观事实、医学经验和医疗技术之间不断地融会贯通，最后形成更加有利于人类健康、有利于诊治皮肤性病的医学模式。整合皮肤性病学不是实体医学模式，而是新的认识观和方法论，是创新的皮肤性病学知识体系。其是对现代皮肤性病学理论知识和实践技术的创新和发展，在复杂的地球生命之间，在人类生理和心理之间，在生命物质和时间空间之间保持有效沟通和联系，用简单而统一的原则，将它们从彼此独立整合到统一的皮肤性病学系统中。有的专家学者用系统论或者系统方法等思维方式，将皮肤性病学内部结构合理耦合，将相关学科研究范围交叉融合、协同发展，使皮肤性病学和外部世界之间紧密结合，患者得到全方位的医疗服务。目前，皮肤性病学整合逐渐趋于成熟。而整合皮肤性病学也包含整体观、整合观和医学观，它们是辩证的有机统一体。

《整合皮肤性病学研究再探》一书共分两篇十五章。第一篇为整合皮肤性病学总论，包括第一至第四章。该篇运用整合皮肤性病学理念，从皮肤性病学发展现状、存在的问题及其原因的分析出发，提出整合皮肤性病学的概念、内涵，构建了整合皮肤性病学的理论体系，厘清了整合皮肤性病学与系统科学、精准医学的关系，指出了整合皮肤性病学的实践探索方向，并简述研究进展。第二篇为整合皮肤性病学各论，包括第五至第十五章。该篇主要论述了运用整合皮肤性病学理念研究和治疗各种疑难皮肤性病的实践探索，包括白癜风、银屑病、淋巴瘤样丘疹病等，还深入论述了皮肤性病学与营养膳食、皮肤健康等较复杂的皮肤性病学相关内容，重点探讨了整合皮肤性病学的医学教育问题和药学研究。最后做到文理兼修，真正体现了整合皮肤性病学的核心内涵。

本书主要阐述以下几个观点：

一、科学－技术－皮肤性病学，三者的关系是无固定首尾逻辑和无绝对因果逻辑的持续循环关系。三者互相依存、互相促进，不但存在"科学→技术→皮肤性病学"方向的依次推进关系，即在科学理论指导下开展新技术研发，然后用到皮肤性病学实践中，而且存在"皮肤性病学→技术→科学"反方向的依次推进关系，即在皮肤性病学实践中提出问题需求进而带动技术和科学的发展。这是两个相反方向的推进过程，不能说前者为推进、后者为倒进（或倒逼）。其实皮肤性病学的发展通常以后一种推进方式为多，力量更大，成果更突出。两个方向，共同形成闭环式研究路径，从而获得皮肤性病学的整体真理。

二、皮肤性病学是人类运用各种知识和必要的相关资源等要素并将之有效地整合、建构，最终形成的一个人工物，以达到有一定目的，实现有组织的社会实践活动。任何一项皮肤性病学活动都涉及多因素、多类知识的配合、协调和整合。所以，整体性、系统性和集成性在皮肤性病学中具有不可分割的内在联系。一方面，任何系统都由不同要素集成，系统性概念中必然内含集成性；另一方面，要素集成不能杂乱无章，要以系统性为目的和标准，所以集成的概念与系统性具有本质一致性和内在统一性。但在不同语境中，二者又有差别，有时应用系统性的概念特别强调要素集成，即系统是由多种要素组成的。而有时应用集成性多强调集成的规律性、顺序性。只有把系统性与集成性进行整合使得系统集成，才会关注和强调其系统的整体性、集成的关系性和集成的过程性。

三、皮肤性病学知识的整合和解析是辩证统一的。强调皮肤性病学知识整合的重要性绝不意味着要忽视皮肤性病学知识解析的重要性，其实二者相互渗透、相互促进，既相辅相成又相反相成。也可以说是"分久必合，合久必分"。皮肤性病医疗活动的不同从业者（医师、护士、药师和技师等），他们各自都掌握有不同的皮肤性病学知识，但这些不同的知识只有整合起来才能为同样的皮肤性病学目标服务，因此我们提出了从多学科治疗到整体整合医学的概念。皮肤性病学知识是人类医学知识中的一个重要组成，具有本体性地位，能直接地为人类健康服务，这就决定了皮肤性病学知识必须与皮肤性病学实践相整合，由此又要求皮肤性病学知识不仅要有整体性、系统性，而且要有明确的目的性。整合思维是皮肤性病学实践中最基本的思维方式。皮肤性病学实践本身是整合性活动，是把在皮肤性病学实践中涉及的各方面因素及各种不同规律乃至价值选择、目标取舍进行综合性辩证统一的整合。皮肤性病医疗实践只有强调并突出 HIM 的思维方式才能保证皮肤性病学目的的成功。具体地说，各方面的皮肤性病学知识要在皮肤性病学实践目的的总指引和统摄下与更多、更具体、更复杂的实践要求相整合。在整合过程中各知识间既要相互配合、相互促进、相互激发而形成配合知识，也要有相互牵制、相互影响、相互抵消而形成规避意识，以及由此形成整体系统的协调意识。在一个目标指引下整合多方面知识，自觉发挥"君、臣、佐、使"的作用，才能保证皮肤性病学实践的顺利展开和目的的成功实现。

四、目前，西医药在皮肤性病学中所起的作用最大，中医药其次，以美国为代表的西方医学发达国家为满足皮肤性病学创新发展的需要，应对的办法也不是革命性的，他们先后提出循证医学、转化医学、精准医学等皮肤性病学医学模式，解决了部分医学难题，但很难解决医学整体性问题。中华传统哲学思想深刻影响着我国的医务人员和医学专家学者，使他们越来越体会到皮肤性病学整体整合的重要性和原则性。2009年11月，我国21所医科大学共同发起，6个全国性学会联合主办的"医学发展高峰论坛"达成了以"医学整合"为核心的北京宣言。自2012年起，整合医学的理念开始深入人心。近年来，整合皮肤性病学的理论和实践越来越丰富和完善，其应该是现代皮肤性病学前进的大目标，是当代皮肤性病学的创新性发展方向。

五、只有形成整体整合的皮肤性器官健康服务体系（包括整体整合的皮肤性病学教育体系、皮肤性病学研究体系、皮肤性病医疗服务体系、皮肤性病预防体系和皮肤性病管理体系等），才能引领皮肤性病学发展的新方向。

六、我国皮肤性病学研究团队比较多，研究机会和研究人员也较多，现在是我国皮肤性病学发展的大好时期，我们要用整合医学的模式去研究皮肤性病学。正如樊代明院士所言，科学本身没有目的，用得好或不好，需要用文化来指导。对于皮肤性病学，也是这样。以我国博大精深的传统文化为依托，对其整体论、整合观和西医的还原论进行整合，将形成新的皮肤性病学文化，只有这样，才能引领皮肤性病学发展的新方向，才能在实施健康中国战略、维护人类健康的事业中走得更快、更远和更好。我们要不忘初心，只争朝夕，不负韶华，为我国整合皮肤性病学的发展继续努力。

由于作者的整合皮肤性病学理论知识和工作经验有限，难免会有疏漏或不足之处，敬请专家学者与医者同仁提出宝贵意见。

本书是作者总结个人多年的皮肤性病学工作经验和研究成果而编写，在设计、编辑、校稿和统稿过程中，李海燕等同志做了大量的工作。在编写过程中，我们参阅、借鉴了一些同行专家学者的著作、文章及资料，吸取了许多极其宝贵的观点、方法和思路，特此说明。本书是"四川省哲学社会科学重点研究基地—四川中医药大健康产业发展与乡村振兴研究中心"2023年重点项目"四川革命老区中医药大健康产业发展与乡村振兴健康服务联合体研究"（DJKZD202305）资助的课题研究成果。在课题的调研和写作过程中得到了樊代明院士的大力支持和帮助，在此表示诚挚的谢意！

蒙　军

四川文理学院

目　录

第一篇

整合皮肤性病学总论

第一章　整合医学和整合皮肤性病学

皮肤性病学为人类健康做出了不可替代的贡献。然而，近代皮肤性病学的理论和实践更多地向微观世界探索，最终形成了现在皮肤性病学专业过度分化、过度细化和知识分散化的局面，这样一来，皮肤性病学得到了快速发展，但有时忽视了医学人文的关怀。皮肤性病学微观化比较严重，但有时缺乏对人体整体的研究。过分微观化的理论和实践使皮肤性病学的发展遇到了一些困难，为了解决这些问题，研究者们先后采用了循证医学、转化医学和精准医学的理念和模式。这些现代医学模式各有优势和特点，具有特定的针对性和特殊的先进性，但它们也不是完美的，存在一定的局限性，只是局部发力，没有解决根本问题。我们要充分解决皮肤性病学的发展问题，首先必须解决其目前存在的主要问题。

第一节　皮肤性病学发展现状、存在问题及原因

1. 当前我国皮肤性病学发展概况

中华医学会皮肤性病学分会历经 80 多年的发展，在历任主任委员的带领下，经过几代皮肤人的努力，已经发展壮大成为中国皮肤学科界具有高度凝聚力和创造力，并具有一定国际影响的专业学术组织。中华医学会皮肤性病学分会已经形成完备的组织构架；具有一定数量的皮肤科从业人员；人才队伍的学历结构较为科学合理，在中国皮肤科学界发挥着学术引领、科技创新的作用。中国医科大学附属第一医院、北京大学、中国人民解放军空军军医大学（第四军医大学）西京医院、中国医学科学院皮肤病医院以及安徽医科大学 5 家单位的皮肤性病学专业先后成为国家重点学科。西安交通大学第二附属医院的皮肤性病学专业成为国家重点培育学科。复旦大学附属华山医院等20 家单位的皮肤科入选国家卫生健康委员会（原国家卫生和计划生育委员会）的临床重点专科。

改革开放以来，皮肤性病学专业涌现了大批的杰出人才，陈洪铎和廖万清当选为中国工程院院士，高兴华、陈翔和李春英被聘为长江学者，陈翔、杨勇和李春英获得国家自然科学基金杰出青年基金等。专家学者们先后在国际顶尖医学期刊上发表了大量具有很强国际影响力的高水平学术论文。

我国皮肤性病学专业对外交流次数逐年增加，不断与国际皮肤科学界深入交流合作，举办过国际皮肤科大会、亚洲皮肤科大会、东亚皮肤科大会等国际学术会议。近年来，一大批皮肤性病科专家走向世界舞台，分别在多种国际学术组织及刊物机构中任职。多位皮肤性病科专家学者的成就受到国际皮肤性病科组织的表彰，他们是陈洪铎、马圣清、张学军、张建中、高兴华、陆前进、郑捷、郑敏等。

2. 当前皮肤性病学发展中存在的问题

（1）当前皮肤性病学基础研究存在的主要问题　第一，不断从宏观向微观发展，而这些微观研究成果不能反映人体的整体特征；第二，把这些人体标本转移到人体外去探讨，这样体外发现不能完全说明人体内部的状况；第三，在皮肤解剖结构上得出的结论有时不能真实说明皮肤的功能特征等，这些基础研究对临床工作的意义不大。皮肤性病学的进步是应该体现在为人类健康服务层面，而现在有的皮肤性病学论文并没有对人类健康提供实质性的帮助。

（2）当前皮肤性病科临床工作存在的主要问题　即皮肤性病学专业分化过度和专科细化过度。有的皮肤性病科工作人员知识面不宽，有的只掌握了三级或者四级皮肤性病科亚专科的内容，有的把患者的局部问题解决了但人体整体却死亡了，有的皮肤性病科逝者的尸体检查结果与临床诊断不符合。现在皮肤性病科的医务人员越来越累、药品越用越多，但疗效并不理想。

（3）皮肤性病科的临床用药问题　现在皮肤性病科临床用药的药品研发和品种越来越多。我们皮肤性病科医务人员，特别是医师应该认真思考这个问题。这可能与当代皮肤性病学的发展方向有关。当代皮肤性病学的理论和研究方法是以第一次卫生革命的经验为基础的。第一次卫生革命主要针对的是传染病，皮肤性病中也有很多传染病。人们针对传染病发明了科学的方法和技术，取得了伟大的胜利。皮肤性病中一般是一个传染病一个病因，通常是一个药品或者一个疫苗就治好一种传染病，但针对皮肤性病中的慢性病，用一种药物或者疫苗很难彻底治愈。一个因素在皮肤性病中的权重很难确定，也很难计算准确，它只是其中一种不确定因素，疗效也不确定。皮肤性病中的慢性病一般是由多种病因、多个阶段、多种机制引起的发病，通常是破坏了人体的功能平衡状态，这种状态不能靠"抗"，而需要"调"，所以治疗皮肤性病中的慢性病和皮肤性病中的传染病有很大的差别。

3. 皮肤性病学现存问题的主要原因

人类第一次卫生革命的成功和利用科技发明取得的研究方法和技术，促进了皮肤性病学的进步，取得了伟大的成就，为人类健康做出了卓越的贡献。但其缺点和局限也越来越明显。在这些医学方法的建立中，培根、科赫、笛卡尔三位科学家的贡献最大，但也有其各自的局限性。

（1）培根的思想　唯物辩证法告诉我们：任何一种方法技术都有其局限性。科学方法论是科学研究和科学创新的理论基础，用处很广，为科学研究者提供指导，但在实际工作中，许多初踏科学之门者仍不知该如何入手。培根说过，知识就是力量。樊代明院士认为，知识还不是直接的力量，中间还有很多工作要做，有用的知识才有力量，知识要通过有机整合才有力量。皮肤性病学的研究论文数量从20世纪初开始，以每10年成倍甚至成几十倍的速度增长。这些研究论文如果不加以整合很难有真正的应用价值。有的医学专家急于把这些研究论文运用到临床工作中去，提出了皮肤性病科转化医学的理念，但效果甚微，因为这些科学数据难以有效应用到皮肤性病科的临床工作中。

（2）科赫的三原则　科赫是著名的病因学家，他发现了霍乱杆菌。科赫提出的病因学三原则一直沿用到现在，是医学同行评审有关论文的标准，不达标的就得补充实验。这三原则简单来讲就是：如果想证明 A 和 B 之间是不是存在因果关系，就必须证明① A 和 B 必须同时存在；② A 必须引起 B；③把 A 去掉，B 就得消失。这三个原则对于外来病因引起的皮肤性病，特别是传染性皮肤性病，是正确的。例如，细菌会引起皮肤感染，其符合科赫的三原则：①细菌和皮肤感染同时存在；②细菌引起皮肤感染；③用抗生素根除这些细菌，皮肤感染就会被治愈。

但科赫的三原则不适合多病因引起的慢性病，如在说明饮酒和慢性荨麻疹的因果关系时就不成立了。根据科赫的三原则解释这个问题：①饮酒和慢性荨麻疹同时存在，但很多慢性荨麻疹患者不饮酒；②饮酒可以引起慢性荨麻疹，但很多饮酒的人很少患慢性荨麻疹；③有的慢性荨麻疹患者不饮酒后痊愈了，但也有很多慢性荨麻疹患者不饮酒病情没有好转，有的甚至病情加重。为何科赫的三原则在这里不适合？因为慢性荨麻疹可能有多种病因，而不是单一病因。如果我们解决其中一个病因或去除了主要病因，其他病因就会出现，有的还会转化为主要病因。科赫三原则的基础是逻辑，逻辑说的是两个因素、一个方向的结果。我们经常把逻辑认为就是因果。因果包含很多逻辑，但不只有两个因素，而是包含很多因素；不只有一个方向，而是有很多方向，有的还是网络。各因素、各逻辑之间既可以相互支撑也可以相互抵消，是由很多因素或者逻辑的总量共同形成的整体结果，所以，不能把逻辑认为是因果。

（3）笛卡尔的观点　笛卡尔是科学研究的方法学家。他把科学研究方法应用到医学研究中，进行了医学革命，也为医学研究制定了很多规则。其中有很多规则被公认是正确的，但针对医学研究有三个方面的错误：第一，身心两元论，其把身体和心理分离，这有助于医学脱离神学、迈向科学；然而，从人体的细胞、组织、器官得到的研究数据和其在人活体内的实际情况不完全一样。故用身心两元论来研究和认识人类的生命规律不可能正确。第二，笛卡尔的观点"我思故我在"，其意思是对每件事情的思考只有被证明了才是真理。人类的认识不是万能的，看不见的东西不一定没有，这也不是唯心主义；对待同一件事情，观察者的角度不一样，得出的结论就不一样。笛卡尔的理论造成现在很多科学研究不断重复，很难抓住关键和重点。第三，笛卡尔认为医学与科学一样，把人体分解为细胞、组织和器官，从它们开始研究，再把这些研究成果加在一起就是对人体的认识。但是，把人的每个细胞、组织、器官简单地加起来并不是完整的人的整体。有活力、有生命的人体才是人的整体。故当代过度细分医学专业、细分医学专科，难以收获很好的疗效。

第二节　整合皮肤性病学的提出

1. 皮肤性病学问题的解决思路

关于如何解决皮肤性病学的现存问题，建议在用现代的顺向方法开展皮肤性病学研究的同时，不妨换一种思维方式，进行反向皮肤性病学研究。正反两种皮肤性病学研究，互为对照，双方目标都是向前，都是为了创新。单向的皮肤性病学研究总是片面的，只有把它们整合起来，才能全面、正确地解决皮肤性病学问题。

现在针对皮肤性病常用一种研究方法，一般先去研究其疾病原因、发病机制或治疗靶点，再去寻找治疗药物，然后进入临床试验，最后形成临床共识、标准、指南和经验来为皮肤性病患者服务。然而，慢性皮肤性病病因不明，存在多种病因和发病机制，有很多靶点；如果是只认清慢性皮肤性病的一种发病机制、一个作用靶点研制出的药品，则只能解决这种慢性皮肤性病的一类分子、一类细胞在一个时间段的问题，初始阶段只对一些慢性皮肤性病患者有效，可能很快就产生抗药性、耐药性或者完全失去疗效。原因就在于上面所讲的，只进行单一的顺向皮肤性病研究方法，如果只从皮肤性病的发病机制深入，只重视慢性皮肤性病的少数发病原因，那样只能解决皮肤性病的少数或者部分问题，很可能无法彻底治愈这些慢性皮肤性病。如果用相反的医学思维方式，从治疗慢性皮肤性病的医学经验到临床应用，然后再到确定清楚发病机制或者作用靶点甚至是发病原因，能确定清楚这些慢性皮肤性病的病因是比较理想的，可若研究不出它们的病因来，只要有疗效也是有意义的。有时候是"没有药效有疗效，没有药理有道理"。

皮肤性病的反向医学研究涉及很多内容，运用不同的方法会导致不同的评价结果。以前从结构到功能，现在可以从功能到结构；以前从离体到在体，现在可以从在体到离体；以前从数据到事实，现在可以从事实到数据；以前从证据到经验，现在可以从经验到证据；以前从宏观到微观，现在可以从微观到宏观，等等。以上的路线，也可以反向发展，两种路线和结果都可能是正确的。

近半个世纪以来，不管一种药物的销售情况如何，只要发现它有明显的毒副作用或者严重的不良反应，就会被撤出市场，在皮肤性病科有很多例子。这很可能是由抽样和全样本的差别引起的，也就是抽样误差引起的错误放到皮肤性病学药物研究中造成的结果。我们经常进行皮肤性病的前瞻性研究，一直认为这种皮肤性病学研究很科学，其实不一定，因为前瞻性研究有更多的人文因素，如果控制其他所有因素，只留下两个因素进行研究，就一定会总结出人为结果。抽样的范围很小，机会也很少，就算做了随机处理，也是小范围的随机，放到大范围内就是随意，不很准确了。樊代明院士讲过，现在所用的临床试验方法的确存在很大的问题，所有治疗皮肤性病的药物，应该是针对所有的皮肤性病患者去试用。而按照循证医学的方法，要先制订一个纳入标准，去掉一部分皮肤性病患者；最后剩下少量符合标准的，其结果用除法得到一个平均数，最后集中在一个患者身上。但这个患者会变化的，所以在一个患者身上得到的结果，虽然加了标准误或标准差，但把这些结果拿到上亿人中使用，会遇到很多意想不到的结果，可能是无效的，也可能是有毒的。现在全球的随机对照研究结果，很少有完全相同并且可以复制的。用同一种方法对同一种药物进行一样的试验，其结果也可能是完全不一样的，有时是有效，有时是无效。有数学家为了攻克这个问题，应用一种荟萃分析，把这些皮肤性病患者数相加，把结果也相加，一起分析，计算平均数，偏向右侧就是有疗效、偏向左侧就是没有疗效。可数学难以计算多元、非线性、可变的数据。所以，对于皮肤性病学研究，尤其是对慢性皮肤性病的医学研究或者药学研究，一定要重新建立和完善新的研究方法，综合分析正反向研究的结果和数据，才能有正确的结论。

2. 整合皮肤性病学的产生

皮肤性病学不只是科学，它是自然科学，更是社会学，也是人文学。在皮肤性病学的发展中，我们不断构建皮肤性病学体系，奠定研究基础，拓展认识范畴，推动教育，但仍有解决不了的难题，需要去研究。我们现在做的基础医学工作，之所以对皮肤性病学没有提供太大的支撑，是因为现在尚没有用。当目前看不到用处时，要从两个侧面去分析：一是以"用"为目的，以理念研究和创新发现为导向，即"学以致用"，发现新问题、解决新问题，"学"和"用"呈螺旋式上升；二是"格物致知"，无论现在的研究和发现能不能对将来有用，都去研究，这是兴趣追求和生命所在。这样的持续研究，将来也可能会有用，两者殊途同归，最后都可以促进皮肤性病学的发展。

从皮肤性病学研究的角度来说，研究面更广，研究内容更深，系统地对单细胞或者分子进行功能和机制的系统性研究，这预示着皮肤性病学研究更加细化、更加整合。细化是整合的基础，没有细化就没有整合，整合是细化的升华，细化的最终目的是为整合之用，这是辩证统一的。

皮肤性病学从疾病防治到健康维护是一条链的，从基础到转化研究再到临床应用，最后到预防。从救治疾病为主向预防疾病为主转变，促进健康和管理健康需要标本兼治。

发达国家非常重视皮肤性病学研究，形成完整的国家创新体系。我们需要学习发达国家的皮肤性病学的创新体系。除了国家创新体系，还有高等学校、企业和研发机构等。目前，皮肤性病学研究已经形成了大整合的趋势。现在的智能医疗、电子和信息的整合，包括人工器官、生物材料和影像多模块化等多个方面，都体现了皮肤性病学的微创、无创，以及智能化、自动化的态势，可以看到大整合、集成化的趋势。

而关于如何促进我国的皮肤性病学创新，是一个具有挑战性的难题。其有三大要素：一是体系建设，二是前沿布局，三是要有哲学智慧。没有皮肤性病学体系作为保障很难持续性发展，从基础、临床前到临床一直到预防医学全过程的完备体系建设很重要，要有目标制。这个体系要按照世界发展趋势和专业标准去建，一定要强调以下建设要素：①引领性，需要国际化皮肤性病学人才队伍不断强大；②独创性，需要特色化研究体系不断完善；③实质性，需要深层次的学术交流特别是国际交流不断加强；④创新性，需要颠覆性的科技成果不断涌现。一定要瞄准国际前沿带动中国皮肤性病学的发展，源头在创新，创新后整合应用，从而不断提高我国皮肤性病学发展的整体水平。皮肤性病学的发展要占据前沿、重点突破、以点带面、引领发展。

整合皮肤性病学涉及皮肤性病学的很多方面，包括微创手术、大数据科学应用、干细胞和再生医学、微生物组学、免疫治疗，等等。这就是我们的前沿布局，它从一个侧面反映出一个国家或一个地区皮肤性病学未来的发展水平，同时需要靠哲学智慧去实践、去推进。

我们需要思考，需要从哲学层面反思和提升从而更好地发展皮肤性病学。我国的医学家都很刻苦，都在不断地思考和工作，但难有横空出世和颠覆性的创新思想，自主性的学术观点太少，所以要回到哲学体系中去找灵感，开辟新的道路，力争取得概念性的理论突破，通过独创性工作和技术发明去解决重大的皮肤性病学理论和技术难题。

中医讲究阴阳平衡，国外专家学者大多认为"阴"和"阳"是对立的、平衡的，但对"阴中有阳、阳中有阴"不甚理解，更不能理解"阳极生阴、阴极生阳"。就像免疫应答反应肯定有激发因素，也有限制性因素，如何达到人体动态平衡、抵抗疾病又维持人体的健康稳定，这其中有很多深刻哲理。我们也在思考文化和创新的关系。皮肤性病学研究越简洁，越伟大；创新性的研究是"术"和"道"的合二为一。

参考文献

[1] 郑捷.皮肤性病学进展（2016—2017）[M].北京：中华医学电子音像出版社，2018.

[2] 樊代明.HIM，医学发展新时代的必由之路[J].医学争鸣，2017，8（3）：1-19.

[3] 樊代明.整合医学——理论与实践[M].西安：世界图书出版西安有限公司，2016.

[4] 樊代明.再论医学与科学[J].医学争鸣，2015，6（6）：1-16.

[5] 樊代明.医学与科学[J].医学争鸣，2015，6（2）：1-19.

[6] FAN DM.Holistic integrative medicine[J].Am J Digest Dis，2014，1（1）：22-36.

[7] 樊代明.整合医学——理论与实践3[M].西安：世界图书出版西安有限公司，2018.

第二章　整合皮肤性病学理论的建立和完善

第一节　整合皮肤性病学理论建立的必要性

现代皮肤性病学的专业化发展动力有二：第一是科学，用还原论把医学划分为各级各类分支和子分支；第二是文化，用以工业模式和商业贸易为中心的现代社会把具有连续性的人类生产和生活划分成不同的部分以及单独的问题，这些不同的部分和问题由不同的专业机构或学者专家去解决。大家认为这样做可以明显提升解决问题的效果和效率。然而事与愿违，特别是在为人类健康服务的现代医学上，以分为主的传统医学发展方式遇到了困难。现在，逐渐增多的医务人员和专家学者认识到一个大问题：传统医学知识有些碎片化，工作有时缺乏灵活性，医学实践与真正为人类健康服务的终极目标有些遥远，所以，现代医学需要不断地改革创新。

现代皮肤性病学以西医为代表，西方发达国家用改良的办法来推动皮肤性病学的发展，先后在全球推出循证医学、转化医学、精准医学、功能医学等医学模式。3P 医学概念（包括个体化医疗、预测医学和预防医学，这三个医学概念的英语首字母都是 P，所以简称为 3P）越来越多，也解决了很多皮肤性病学问题，但它们很难解释皮肤性病学的整体性难题。具有几千年优秀"基因"的中医药瑰宝深深影响着人类医学的发展，它那深不可测的中华传统整合医学文化促进了整合医学的诞生。2009 年 11 月，在由我国的 21 所医科大学和《医学与哲学》杂志社共同发起、6 个全国性学会共同主办的"医学发展高峰论坛"上，形成了"医学整合"的北京主题共识。2012 年，整合医学模式第一次全面系统地公开发表在我国的医学杂志上。在我国整合医学开创者——原中国工程院副院长樊代明院士的引领下，整合医学理论和实践从建立到完善。其是人类医学发展的正确道路，是医学事业的创新和发展。

第二节 整合皮肤性病学理论体系构建

1.整合皮肤性病学的内涵

整合皮肤性病学能充分发挥皮肤性病学的专科优势，它从人的整体出发，把人类医学各专业先进的理论知识和临床各专业有效的实践经验加以高度整合，用有关的数据和证据为皮肤性病学服务，把有关的指南、认识和共识总结为皮肤性病学经验，把有关的技术和艺术上升为皮肤性病学医术，再依据当代社会、周围环境和患者的心理不断地进行总结和创新，在皮肤性病学客观事实、医学经验和医疗技术之间不断地融会贯通，最后形成更加有利于人类健康、有利于诊治皮肤性病的医学模式。整合皮肤性病学不是实体医学模式，而是新的认识观和方法论，是创新的皮肤性病学知识体系。

（1）整合皮肤性病学的整体观 西医的开创者希波克拉底曾经说过："医师了解患者比了解这个患者的病更重要"。这句话强调了患者整体的重要性。皮肤性病学专业的不断细化和皮肤性病专科的不断分化对人类健康服务起到不可替代的重要作用，促进了皮肤性病学事业的深入发展。但这种进步也带来了新的问题，即它没有充分认识到人体的整体性，使有的医务工作者没有充分掌握患者的整体病情，也没有全面诊治患者的能力。人类皮肤性病学不能像自然科学那样被不断地划分，医学如果远离人体整体就像是"只见树木，不见森林"。例如，皮肤免疫性疾病和皮肤肿瘤，如果只关注皮肤局部病变的诊疗，只关心切除和修复皮肤病变组织，只用单一的因子来诊疗这些皮肤病，试图寻找一个分子或者一个路径治愈这些皮肤病，肯定不会成功。残酷的现实是这两类皮肤病越来越多，但治疗效果不能令人满意，就是因为没有充分理解人体的整体性——没有完全理解人体整体和局部皮肤的真正关系，也没有处理好人体整体和局部皮肤病的相互关系。有生命活动的人体是密不可分的整体，人体不只在于各部分的具体形态和结构，更在于各部分之间的互相作用和功能。所以，人的整体绝对不同于各部分的简单总和。我们在皮肤局部看到的表现可能是真实的，但皮肤只有整合到人体中才是有生命活力的，这才是皮肤性病学的真理。

（2）整合皮肤性病学的整合观 整合不是还原论和专业化的对立，皮肤性病学专业的细分和专科细化促进了皮肤性病学的日趋完善，使人类对皮肤性病的认识更加具体、更加细致、更加真实，这也是皮肤性病学整合的基础条件，不然整合皮肤性病学就无从谈起。皮肤性病学的分化和整合是辩证统一的，共同促进了皮肤性病学的发展和进步。我们要把皮肤性病学有关的各生物因素整合，还要整合人的心理因素、社会因素和环境因素等，要整合现在各生命领域最先进的皮肤性病学理论知识和最有效的临床经验；要用线性自然科学的一元思维方式去认识皮肤性病，也要用非线性哲学多元思维方式来研究皮肤性病，从一元思维到多元思维，不断地整合，建立和完善更全面、更系统、更合理、更自然、更健康的皮肤性病防治和健康管理的新发展模式和体系。特别是对皮肤肿瘤和免疫性皮肤性病等，必须要整合。皮肤性病学整合的结果就是整合皮肤性病学，从皮肤性病检验到临床，医药结合、身心结合、医护结合、中西医结合、防治结合。

（3）整合皮肤性病学的医学观　不同的皮肤性病患者个体差异明显，是受很多不确定因素影响的复杂性整体，这些皮肤性病因为其非线性特征引起的复杂性，也是与其他领域的研究对象明显不同的。整合皮肤性病学要回归到以人为本的皮肤性病学的根本特征中来。

2. 整合皮肤性病学的内在必然性

整合皮肤性病学并不反对皮肤性病学的专业化，事物是辩证统一体，皮肤性病学专业化是建立整合皮肤性病学的基础和条件。皮肤性病学专业化是其理论知识和实践经验的前提，没有"专"就没有"整"，没有"分"就没有"合"。皮肤性病学是为人类的健康服务的，用整合皮肤性病学专业知识来治愈皮肤性病就是整合皮肤性病学的美好愿景。皮肤性病学的专业细化和专科分化是整合皮肤性病学的前提条件，整合皮肤性病学是皮肤性病学专业细化和专科分化的终极目标。

皮肤性病学的专业化带来了皮肤性病学的发展，也大大增加了各专业之间的沟通成本，因为皮肤性病学下面各专业、各专科之间相对独立，容易出现协调障碍，甚至相互排斥。皮肤性病患者是一个整体，要得到皮肤性病学专业发展的好处，只有通过整合皮肤性病学来降低其下各专业之间的协调成本来从而达到扩大专业分化的效果。

3. 整合皮肤性病学的适用范围

有些医务人员觉得整合皮肤性病学距离我们的医疗工作很遥远。只有那些经历了长期的皮肤性病学专业培训和医疗工作的人，才可能有整合皮肤性病学的强烈需求。整合皮肤性病学需要我们长期的医疗实践和一定范围的积聚，才能实现皮肤性病学的质变。所以，大型综合性医院里工作多年的皮肤性病科医护人员才是实践整合皮肤性病学的最好人选。大型综合性医院的皮肤性病科专业分科分组很细，随着皮肤性病学理论知识和临床经验的不断更新、发展，其有皮肤性病学学科交叉和整体整合的明显优势，整合是其创新发展的源泉和归宿。大学教学医院或者大型研究性医院，应该成为整合皮肤性病学理论研究和医疗实践的主体，青年和基层皮肤性病科医务人员应该努力学习整合皮肤性病学，养成和锻炼自己的整合思维习惯和能力，从实践工作中总结整合经验和教训，反复地在整合皮肤性病学中总结经验，并在医疗工作之间实践，共同促进皮肤性病学的发展。

4. 整合皮肤性病学体系的建立模式

建立整合皮肤性病学有很多方式方法，需要不断地创新，建立的模式有两种：外生整合和内生整合。外生整合主要是从外部对皮肤性病学各专业之间进行沟通和协调，内生整合着重皮肤性病学医务人员的自我整合思想和能力的养成。从表面上看，皮肤性病科的会诊和多学科诊疗最接近整合皮肤性病学的外生模式。整合皮肤性病学不是简单的皮肤性病学组合或专业叠加，而是要根据皮肤性病患者的整体情况应用皮肤性病学最先进的知识和经验，经过整合后得出的先进皮肤性病学医学模式。

随着"互联网+"医学模式和移动医疗的发展，将来会有更先进的外生整合方式出现。促进整合皮肤性病学的快速进步，最重要的是把每一位皮肤性病科医务人员都培养成具有整合皮肤性病学眼光和能力的医者。内生整合不是要求每位皮肤性病科医务人员什么医务工作都会做，而是通过在皮肤性病学专业方向上的深入研究和专业创新，树立皮肤性病学的整体观，真正做到触类旁通、系统思考和综合分析，比如建立有关专家会诊制度，但最终一定要形成整合皮肤性病学。

皮肤性病学内生整合的重要途径是教育，包括皮肤性病学领域学历教育、职业教育和继续教育，在这些教育中一定要有整合医学的思想和方法。在整合医学奠基人樊代明院士的号召下，我国已在有关学术会议的组织和有关教材专著的编写等方面积极主动地推动整合医学教育实践工作。利用一切积极因素让整合医学的思想深入每一位皮肤性病学医务人员心中，让整合医学成为其医务工作原则、方向和指南，更好地为人民健康服务。

5. 整合皮肤性病学实践的本质特性

（1）为人民健康服务，为健康中国助力　整合皮肤性病学是落实党和国家的大卫生健康观的重要方法之一。其通过先进的方法和手段消除皮肤性病学各专业保护，去除各专科阻隔，加强皮肤性病学各专业和各专科之间的沟通和合作，旨在为人民健康服好务。整合皮肤性病学的建立和完善是巨大的系统工程，我们要科学规划和组织，有机结合人、材和物等要素，打造新的皮肤性病学理论和实践平台。例如，慢性皮肤性病的防治，不只是皮肤性病专业和专科的事情。其防治工程既需要基础医学、预防医学和临床医学的整合，也需要管理学、心理学和社会学等整合，还需要各学科的沟通交流和团结合作，这样才能更好、更快地治愈慢性皮肤性病。

（2）以交流促共赢，以分工促发展　皮肤性病学各专业分工是皮肤性病学知识快速发展和技术不断创新的重要手段。从大型综合医院皮肤性病科或皮肤性病专科医院的规模扩张可以看出，这些大型医院的皮肤性病科划分得越来越细，分为皮肤病和性病的很多病区和小组，把医疗市场划分不断细化，扩大了医疗市场规模；反之，随着皮肤性病医疗市场规模的不断扩大，皮肤性病学的专业分工会更加细致。

皮肤和性器官的健康问题通常与多因素、多阶段相关并处在不断变化中。皮肤性病患者一般不会只有一种症状或者体征，通常需要专业分工网，有时需要很多医学学科或者专业协作，共同解决问题。整合皮肤性病学和全科医学不同，全科医学涉及的医学知识相对较为全面，但皮肤性病学专业深度不够，皮肤性病问题往往不是一个人能够完全解决的，全科医师不可能掌握皮肤性病学所有最先进的知识和技术。整合皮肤性病学就是需要皮肤性病学各专业或者学科相互交流，结合各自最好的知识、技术和经验，通过皮肤性病科的分工网络实现符合皮肤性病患者整体利益的最优诊治，来充分发挥皮肤性病学专业、专科分工的优势。

（3）以整合促发展，建立和完善皮肤性病学体系　著名的医史学家罗伊·波特曾经指出，现代医学从未这样成绩斐然，但也从未像今天这样受人质疑。面对群众不断增长的皮肤性健康需求，面对复杂多变的皮肤性健康影响因素，现代皮肤性病学越来越"捉襟见肘"。樊代明院士曾评价现代医学，传统的生理学快要土崩瓦解，医学与人文已经体无完肤，有的医护人员和患者越来越远，有的医患之间由恩人变成仇人。当代人类皮肤性病学知识和技术突飞猛进，而我们没有有效地利用和组合这些先进的知识和技术。

整合皮肤性病学代表着皮肤性病学发展前进的方向和目标，实践的显著标志就是整合。它既包括皮肤性病学知识和技术的整合，还包括皮肤性病学和管理科学、人文科学、心理学、艺术、体育、工程学等之间的交融。皮肤性病学新的发现、发明和创造就诞生在这些整合中。各种里程碑式的皮肤性病科医疗仪器设备的诞生，都完美体现了皮肤性病学和工程技术的整合；现在时尚的皮肤美容，诠释着皮肤性病学和艺术的整合；只有皮肤性病学和人文科学整合，才能彻底体现特鲁多医师的精神——"有时去治愈，常常去帮助，总是去安慰"。用整合医学的方法促进皮肤性病学的整合，从而推动皮肤性病学知识和技术新的发展，建立和完善新的皮肤性病学体系，改革现有的体系来为人民健康服好务。特别是我国的文化瑰宝中医药，其有关的皮肤学和性病学知识，是当今人类社会唯一能与西医皮肤性病学相提并论的第二大皮肤性病学体系，能解决很多西医皮肤性病学不能解决的医学难题，一定会成为整合皮肤性病学的重要组成部分。

6. 整合皮肤性病学实践的要素

整合皮肤性病学的实践过程就像建造航空母舰，需要同时具备三个要素，缺一不可，即图纸、螺钉和钢材。

（1）设计"图纸"　人类对皮肤性病学的研究从未中断，不管是解剖图谱还是基因图谱，从宏观到微观一直在设计人体皮肤性病学这张神秘的生命图纸。建造维护人体皮肤性健康的"航空母舰"，首先要有一张整体设计的"图纸"，就是要树立皮肤性病学整合观。设计好这张"图纸"关系到整合皮肤性病学实践的最终结果，其中最重要的是皮肤性病学教育。只有在皮肤性病学教育观念、培养目标和课程体系的设计和实施上把整体观放在首要的位置，将来的人才才能在整合皮肤性病学实践中用好这张"图纸"，才能制造出更先进的"健康武器"。我国部分高校和出版机构已经开始进行有效的探索。

（2）造"螺钉"　现在的皮肤性病学体系已经形成，专业细分和专科细化继续深入进行着，怎样推动皮肤性病学学科之间的整合，是整合皮肤性病学实践需要面对的重要问题。传统的医学组织形式明显不能完全满足整合皮肤性病学实践的需要。所以，我们必须从组织方式和管理制度上改革来制造出更加先进的"螺钉"，来满足新建"航空母舰"的需要。如今，慢性皮肤性病患者出院后延续性管理的互动医疗平台，就是通过数据库、移动医疗、互联网、新媒体等先进技术的应用，开发出由很多模块统为一体的皮肤性病患者管理系统。其整合皮肤性病科医护人员、不同皮肤性病学专科的医疗人才、大医院和社区卫生服务机构、皮肤性病学临床和科研，把居家医疗服务从理念变成现实。还可以开发"联网互动整合皮肤性病学体系"，就是区域内基于联网在线互动的信息服务平台，依托云计算、移动互联网、物联网技术，支撑皮肤性病学医疗咨询、医疗救助、教育培训、科技合作、医院合作等功能，最终实现皮肤性病的区域医疗协同和合作共享。

（3）用"钢材"　钢材是建造航空母舰的重要材料，皮肤性病学专业和专科分工是整合皮肤性病学实践的基础。践行整合皮肤性病学不是全盘抛弃以前的成果，更不是批判现有的各种先进的医学模式和体系。现在盛行的精准医学、循证医学、功能医学和转化医学等都各有优缺点，我们要在皮肤性病学实践过程中把它们多和人体整体联系，锻造出更加符合、适合人体整体的"钢材"。

第三节 整合皮肤性病学的内容

1. 整合皮肤性病学的理论基础及内容

整合皮肤性病学是对当代皮肤性病学知识和技术体系的整合和提升，其在复杂的生命物质之间、在生理和心理之间、在生命和时空之间建立与完善普遍的联系，以简单而充满内在和谐的原则，将它们整合到由少数彼此独立的基本要素构成的系统结构中。有专家学者把整合皮肤性病学的基本特点总结如下：用系统论和系统方法的思维方式将皮肤性病学内部结构合理耦合，使皮肤性病学研究领域互相交叉、互相融合、互相协同，令皮肤性病学和外部环境的关系逐渐紧密和谐；将患者的疾病与患者自身作为有机整体带入皮肤性病学的领域，受到全面的关照；皮肤性病学处在整合发展、日渐成熟的状态。

整合皮肤性病学的内涵包括三个方面的内容：皮肤性病学整体观念、皮肤性病学整合观念和皮肤性病学医学观念，它们三者紧密结合，融为一体。

（1）皮肤性病学整体观念　皮肤性病的专业细分和专科细化对皮肤性病学的发展起到非常大的帮助，但这种细分违背了人体皮肤和性器官是一个有机整体的原则，不利于皮肤性病医师对人体皮肤和性器官整体的掌握和综合防治能力的培养。人体皮肤和性器官是发育分化而成的整体，所以，皮肤性病学不能像自然科学那样不断分化，脱离整体的研究和防治都是"只见树木，不见森林"。我们要真正搞清楚人体皮肤和性器官与局部的关系，处理好皮肤性病和局部表现的关系。有生命活动的皮肤和性器官各部分的总和是一个整体。它包括各部分的物质形态和结构，也包括各部分之间的相互作用和功能，这些作用和功能是人体皮肤和性器官生命活动存在的价值，所以，人体的皮肤和性器官整体要大于各部分的总和。我们在人体的皮肤和性器官局部看到的结果是科学的，然而，只有整合到人体的皮肤和性器官中得出的结果才是真正的皮肤性病学。

人的皮肤是一个有生命的整体，不同的人体皮肤各有不同。因此，个体皮肤不能代表所有人体的皮肤、人体皮肤内不能代表人体皮肤外。此外，由于人体皮肤的内外环境不同，皮肤的不同结构功能不同、局部皮肤相加不代表整体皮肤，皮肤微观状态不能代表皮肤宏观状态，皮肤的动态不是皮肤的静态，皮肤的短期结果和长期结果不同，以及要考虑研究的客观和主观不一致、数据不是事实、证据不是经验、因果不相关、科学不是伦理、理论和实践不能结合等因素。我们不能简单地把皮肤的局部、暂时、表面现象都说是皮肤整体的体现，也不能把皮肤的生理变化当成皮肤性病的表现。我们要从人体皮肤整体出发，综合评估皮肤健康。皮肤性病患者是病了的人，而不能只关注疾病本身。

（2）皮肤性病学整合观念　皮肤性病学整合是把皮肤性病学知识整合成更先进、更有利于人类皮肤健康和性健康的医学模式。皮肤性病学整合要从整体出发，要以人类皮肤健康和性健康为本，要从皮肤性病学检验到皮肤性病学临床药师、从皮肤性病学临床药师到皮肤性病学临床医师，要注意人体皮肤及性器官和人的心理相结合、皮肤性病的医疗和护理相结合、中西医相结合、预防和治疗相结合，等等。其整合过程主要分三个层次。

一是串联式整合。这种整合的结果是形成一条线，或是用一条线把相关的皮肤性病学因素串联，它能体现出层次感或层级感，呈现相邻上下两皮肤性病学因素间的明确因果、先后、主次等关系。有时呈递增或递减关系，有时呈递进或递退关系。这种整合方式可以帮助低层次医师解决简单的皮肤性病学问题。

二是并联式整合。它把串联式整合的结果并联排列，形成板状结构，然后分析其横向相互关系。这种整合方式比串联式方式相关的皮肤性病学因素更多，关系也更复杂，使皮肤性病学知识更加全面。通常表现层面感，表现上下左右更多皮肤性病学因素之间更加复杂的关系。这种整合方式可以解决比较复杂的皮肤性病学问题，具有较丰富的皮肤性病临床专家才能掌握这种整合方式。

三是交联式整合。它是把很多呈板状关系的皮肤性病学因素叠加整合形成一个整体。相关的皮肤性病学因素很多、变化无穷，因素间关系复杂多样，这就是人体整体的本质特性，也是最高级别的整合形式，在皮肤性病临床实践中遇到的极为复杂和危重急症就需要这种整合方式解决。串联式整合方式只需要实证思考，并联式整合方式需要逻辑思考，而交联式整合方式需要形象思考。在皮肤性病临床应用中，这三种整合方式同时存在。只有用交联式整合的形象思考方式才能取得皮肤性病临床救治的成功。

（3）皮肤性病医学观念　皮肤性病学是一门很复杂的学问，充满了科学和哲学，也包含社会学、人类学、管理学、心理学、建筑学、艺术、法学、经济学，等等。凡是与人体皮肤和性器官有关的学问都是广义的皮肤性病学知识。皮肤性病有关的科学只是皮肤性病学的一部分，我们要用科学数据来诊断皮肤性病，要用科学的方法形成皮肤性病临床指南。

整合皮肤性病学从整体观念、整合观念和医学观念出发，把人体皮肤和性器官看成一个整体，把皮肤性病学实践中得出的临床数据和循证证据还原为皮肤性病学事实，把我们皮肤性病临床工作中得到的临床经验、皮肤性病学的技术和技巧艺术积累成医术，通过反复医学实践最终形成整合皮肤性病学。整合皮肤性病学不是实体的皮肤性病学模式，它既是一种皮肤性病学认识观，也是一种皮肤性病学方法论，更是一种先进的皮肤性病学模式。这种模式为人类皮肤健康和性健康服务，整合过程复杂且千变万化，它是皮肤性病学发展不变的初心，需要医务工作者们继续努力。

整合皮肤性病学与国内外很多医学模式不同，它有自己独特的内容。

①Holistic Medicine。强调人体是整体，不能只治疗皮肤性病，还要追求幸福，要求身心的高度结合，它过分强调心理、社会和环境等外部因素对人体的影响，把一些不重要的因素当成主要的医学因素。

②Integrative Medicine。直译也称"整合医学"，但内容和 HIM 完全不一样，它也是用一些非主流的医学知识和技能来补充、代替主流西医学，所以也叫"补充医学"或"代替医学"。其中的医学知识和技能除了中医的针灸推拿，还包括温泉疗法、芳香疗法、顺势疗法、催眠疗法和冥想疗法等。所以，其不是全新的皮肤性病学模式。

③中医学。中医学将人体当成一个整体，在结构、功能和病理等方面相互影响，通过调节人体整体来治疗局部病变，表现整体医学思想。但中医学提出的观点很难用科学研究来证明，理论和实践很难统一，相关的医学因素和治疗决策难以确定。

④全科医学。它要求医师掌握多种医学以及相关学科的知识和技能，是建立在医学知识和临床实践基础上的一种通识教育下的医学模式。全科医学主要解决"看得了"的医学问题，而整体整合皮肤性病学能够解决"看得好"的皮肤性病学问题，它能够引领和促进皮肤性病学的发展。

⑤多学科治疗。多学科会诊(MDT)与全科医学很相像，每当我们遇到疑难重症患者、每当单一医学学科解决不好时，我们要邀请其他多学科医学专家会诊，制订出在现有医疗水平基础上最好的治疗方案。

⑥整合医学。整合医学针对晚期癌症时，我们采取手术、化疗、放疗、免疫治疗、中医、护理等整合治疗方案，也有整合医学的说法，这实际上是一种综合治疗，相当于多学科治疗。

⑦循证医学。循证医学又称实证医学，是用数学方法研究的医学。证据是其基础，遵循证据是其本质，但客观证据不一定反映真实的病情，单一证据难以代表病情全貌，证据太多难以分辨病情，同一种疾病在不同患者身上表现不一样，随着时间也可能变化。

⑧转化医学。它是把基础医学的研究结果转化为临床诊疗方案，从医学实验室直接应用到临床治疗中。但转化医学十多年来发展缓慢，很多基础医学研究成果难以应用到临床中，有的甚至会误导临床工作，很多医学基础理论难以用单一的医学基础理论去解释。

⑨精准医学。它过于理想化，有时也背离医学本质。精准医学是用 DNA 测序或基

因组学等方法在人体中寻找证据，用大数据寻找更加微观的证据，但有时会忽视人体的整体问题。

2. 整合皮肤性病学实践的内容

（1）建立和完善整合皮肤性病学实践管理机制　整合皮肤性病学发展到现在，只凭各个单位的独自行动很难满足现代皮肤性病学快速转型的需要，必须有一套系统的管理机制来保障其发展壮大和改革创新。现有的各类专科分会已经很难完成这样的历史使命，需要成立新的权威学术组织来统领整合皮肤性病学的学术发展，统筹皮肤性病学各专业的资源配置，服务皮肤性病科医务人员的转型发展要求。打造整合皮肤性病学学术大会的平台，及时、准确地报道最新研究成果，分享理论知识和实践经验，掌握最新动态。也希望国家和相关部门能提供较为充足的发展经费，从科研基金申报、科研成果认定、科研项目推广和专业技术应用等方面给予政策支持。

（2）建立和完善皮肤性病诊治方案　20世纪90年代中后期，美籍华裔科学家何大一教授发明了艾滋病"鸡尾酒疗法"。他利用中医"君、臣、佐、使"的药物辨证配伍理论，结合西医协同相加的用药机制发明的新疗法，通过混合使用齐多夫定、拉米夫定和依非韦伦等药物，明显降低了艾滋病的死亡率。"鸡尾酒疗法"打破了欧美皮肤性病学界的思维定式，让人们意识到单一的皮肤性病学理论和技术、过细的学科和专业分级分类已经难以满足现代皮肤性病学诊治的要求。我们期待各大皮肤性病学机构发明更多、更好的整合皮肤性病学诊治方案，让越来越多的皮肤性病患者得到整合皮肤性病学式的医疗服务。现在，中国人民解放军空军军医大学的皮肤性病学院中院模式就是践行整合皮肤性病学代表之一。

（3）建立和完善整合皮肤性病学培训体系　在皮肤性病学教育和住院医师规范化培养中建立和完善"以整合概念学习局部知识"的皮肤性病学教育新体系，逐步淘汰现在的分系统、分专科教学法，促进皮肤性病学教育体系的转变；还要制订整合皮肤性病学培训、考试和考核的评价标准模式，规范和指导广大医务人员应用整合皮肤性病学进行诊治。在皮肤性病学继续教育方面，通过定期举办各种类型的培训班，引导皮肤性病学医务人员形成整合皮肤性病学思想，从而真正提高其综合诊治水平。

参考文献

[1] 樊代明. HIM，医学发展新时代的必由之路 [J]. 医学争鸣，2017，8（3）：1-19.

[2] 樊代明. 整合医学——理论与实践 [M]. 西安：世界图书出版西安有限公司，2016.

[3] 樊代明. 再论医学与科学 [J]. 医学争鸣，2015，6（6）：1-16.

[4] 樊代明 . 医学与科学 [J]. 医学争鸣，2015，6（2）：1–19.

[5] 樊代明 . 整合医学——理论与实践 3[M]. 西安：世界图书出版西安有限公司，2018.

[6] 樊代明 . 整合医学——理论与实践 4[M]. 西安：世界图书出版西安有限公司，2018.

[7] 郑捷 . 皮肤性病学进展（2016—2017）[M]. 北京：中华医学电子音像出版社，2018.

第三章　以整合皮肤性病学理念进行实践探索

第一节　以整合皮肤性病学理念认识皮肤病

在临床上，可以用一些手段和指标来检测我们人体皮肤屏障的功能，如经表皮失水量（TEWL）、皮肤含水量、皮脂水平等，我们在进行人体皮肤屏障功能检测时经常会用到这些数据。

以整合皮肤性病学理念研究人体皮肤保护屏障，包括皮肤由外向内、从皮肤器官到系统、从皮肤局部到全身。在这里主要讨论三个问题：人体皮肤屏障、和人体皮肤屏障异常相关的常见皮肤性病、人体皮肤屏障异常和系统健康的关系。

1. 人体皮肤屏障

皮肤是人体最大的器官，也是人体的重要器官，俗话说得好："人靠一张脸，树靠一张皮"。人体正是有皮肤这个屏障，才能处在一个安全的内环境中。这是广义的人体皮肤屏障，包括人体不同组分，实际上有关人体皮肤屏障研究和皮肤病相关研究基本指的就是人体皮肤角质层。我们将人体皮肤角质层比喻成机器，完整的"机器"需要重要的组成部分：第一，必须要有"零件"和"配件"，这些"零件"和"配件"就是人体皮肤的角质细胞；第二，"零件"之间要有"螺钉"，也就是人体皮肤细胞间的结构性脂质和天然保湿因子；第三，"机器"组装好了后，外面要涂上一层"保护漆"，如果没有这层"漆"的保护"机器"就容易生锈、容易被破坏，这层"保护漆"就是人体皮肤的皮脂膜。这样就构成了人体皮肤最外面的一层保护屏障结构。

人体皮肤角质形成的细胞是很多小细胞。它们完全被角化后的结构基本均一，没有细胞结构的角质层细胞已经角化了。人体皮肤结构性脂质是皮肤角质形成细胞在角化过程中产生的脂质。人体角质形成细胞用它们最后的"力量"将合成的有功能的结构性脂质排出细胞外，最终形成细胞间的结构。人体结构性脂质的合成过程：首先，人体角质形成细胞逐渐分化，形成板层小体；其次，到人体皮肤角质层，在最后角化以前，涂到人体角质细胞间，在其分化过程中和细胞互相结合；最后，结构性脂质进入人体皮肤角质形成细胞间。人体皮肤的分化过程对皮肤的正常结构很关键，这一系列过程一般需要 28 天。如果时间缩短，就会形成人体皮肤角化不全。当皮肤的结构性脂质只能简单形成时，人体皮肤屏障的一些基本物质结构就会短缺。人体皮肤的天然保湿因子里也有很多内容，包括氨基酸、乳酸盐、尿素、吡咯烷酮羧酸等。吡咯烷酮羧酸是洗发露和护发素中的关键部分，可以维持人体发质自然飘柔。这就是人体皮肤结构性脂质和天然保湿因子作为人体皮肤"细胞间水泥"的独特性。

人体皮肤的皮脂膜基本上是与人体皮肤汗腺合成的物质互相融合形成的，分布在人体表皮。人在洗澡时会将自己皮肤的皮脂膜洗掉，但它们可以很快分化再次形成，年龄越小、分化越快。成年人随着年龄的增长，皮肤的皮脂腺功能开始出现退化，皮脂膜的分化相对慢点，因此老年人的皮肤容易干燥。如果老年人洗澡的间隔时间过短就容易出现皮肤瘙痒，这是皮肤表面的涂层皮脂膜不能及时补充导致的。皮脂膜的主要成分是角鲨烯、甘油三酯和水分等，可以滋润和保护人体皮肤。影响人体皮脂膜产生的因素有很多：在人的新生儿期和青春期有两个高峰阶段，年轻的男性，特别是油性皮肤的男性其皮脂膜的产生较多；随着年龄的增长，皮脂膜的产生会逐渐下降；男性产生的皮脂膜比女性多些，有色人种比白种人多些；人体皮脂膜的产生还会受到药物的影响，人体雄激素可以刺激皮脂膜的产生，维 A 酸和雌激素会抑制皮脂的分泌。此外，人体皮脂膜的产生还受到饮食、周围环境、温度和湿度等因素的影响。

2. 和人体皮肤屏障异常相关的常见皮肤性病

和我们人体皮肤屏障有关的皮肤病，我们经常注意或者探究的有各种遗传性皮炎、银屑病、鱼鳞病、皮肤瘙痒症、激素依赖性皮炎和湿疹等，这些都与我们人体皮肤屏障异常有关系。

遗传性皮炎是比较确定的人体皮肤屏障功能障碍性皮肤病，学术界已经达成共识。我国和日本的相关研究说明有丝聚蛋白等基因变异，是一个重要的突变基因，也是这种皮炎的致病基因，所以要用保湿润肤的方法进行遗传性皮炎的基础性治疗。美国和欧洲的遗传性皮炎治疗指南建议每个人都要用保湿润肤剂进行人体皮肤修复。我们的临床经验是：病情较轻的湿疹或者遗传性皮炎患者可以不用其他药物，可以用修复皮肤屏障的方法治疗或者减轻病情。

银屑病很复杂，会使人体皮肤屏障功能明显受到破坏，而且它与患者病情的严重程度和治疗效果息息相关。该病在我国北方的发病率高于南方，冬天的病情比夏天严重，其中有很多影响因素，有的专家学者认为其发病与阳光的照射强度相关，也和寒冷的天气相关。在电镜下，正常人体皮肤有一个成熟的颗粒层，而银屑病患者的颗粒层少且不成熟。正常的角质层细胞间的角质很丰富，而银屑病患者的角质层细胞间的角质数量少得多，由此证明银屑病患者的皮肤屏障功能存在缺陷。用卡泊三醇外用治疗银屑病，随着银屑病患者皮疹的好转，皮肤屏障功能也有好转，因此可以从患者皮肤屏障功能的修复来评价治疗银屑病患者的疗效。

病情最轻的寻常型鱼鳞病表现为人体小腿部分皮肤粗糙，容易脱屑；病情严重的患者全身都有皮肤粗糙的临床特征，还有皮肤瘙痒、脱屑和干燥。患者的病情一般在冬季严重一些、夏季轻微一些，用保湿润肤的方法可以使其病情明显好转。中国人民解放军空军军医大学西京皮肤医院王刚院长的团队把银屑病治疗分为几个组：其中一个组正常结束治疗，另一个组在治疗结束后继续让患者用护肤剂，然后观察复发情况。他们发现那些继续用保湿护肤剂的患者的病情轻且复发率低，这充分说明了保湿护肤给银屑病患者带来的好处，特别是在减轻和延缓患者复发上有一定的疗效。

皮肤瘙痒症是由于人体皮肤的皮脂膜合成更新出现障碍而致病，临床表现为患者的皮肤萎缩、皮脂膜衰退。如果有的人每天洗澡，或每天泡热水澡，甚至使劲搓澡，就会破坏皮肤的皮脂膜和皮肤结构，是错误的做法。对皮肤瘙痒症患者外用保湿润肤剂疗效明确。

激素依赖性皮炎和人体皮肤屏障密切联系，外用激素会造成人体整体皮肤表皮结构的破坏，导致皮肤屏障被破坏，此时人体皮肤对外界的各种刺激异常敏感，容易发生很多明显的反应。因此，针对激素依赖性皮炎，人体皮肤屏障功能的好转很重要。

3. 人体皮肤屏障异常和系统健康的关系

人体皮肤屏障对我们的保护不限于人体皮肤的健康，还与人体系统健康相关。烧烫伤患者烧烫伤面积太大就很难救治，就是因为这些患者失去了皮肤的保护。人体皮肤屏障功能受到损害，会导致人体系统血液循环中多种炎症因子水平提高，修复人体皮肤屏障会降低人体循环中的炎症因子。此外，与人体老化有关的多种系统性疾病都与人体皮肤屏障功能衰退相关。

王刚院长及其团队曾经做过一些研究：在陕西省西安市的一个社区，选择了一些老年人，给他们发放保湿霜，让其冬天经常使用。外用保湿霜之前，老年人和年轻人相比血液中的炎症因子升高，包括 IL-1 和 IL-6 等，这些炎症因子和动脉粥样硬化、糖尿病等人体多种系统性疾病紧密相关。给这些老年人连续外用了 1 个月以后，发现他们血液中的上述因子都有显著减少，结果令人满意。

第二节　在整合皮肤性病学指引下发现新的皮肤病

现代皮肤性病学研究细分越来越显著，皮肤性病学临床分科越来越多，探索得越深，有时视野就越窄。北京大学人民医院的张建中教授理解的整合皮肤性病学是研究深入后一定要整合起来的。他认为我国皮肤性病科医务工作者贡献很大。我国人口众多，超过 1/4 的人患有各种皮肤病，皮肤性病学在我国会不断地得到发展进步。

然而，由我国皮肤性病科医师首先报道的皮肤病不到 20 种。首先被发现的是维生素 A 缺乏性皮肤病，这种皮肤病是由北京协和医院的一名住院医师在 1931 年首先报道的。当时有很多士兵因为夜盲症来求治，医师发现他们很多人的皮肤也出现了问题，最后发现是缺乏维生素 A 所致。1936 年这些医师又公开发表了一篇文章，更加详细地介绍了患者的患病情况。我国的孙建方教授曾发现儿童特发性真皮弹力纤维溶解症。其团队还发现了对称性肢端角化症，这种疾病患者的手部会出现沟壑样体征，病理检查结果显示有明显的角化过度。张建中教授及其团队在 2011 年首先报告了股臀红斑，还在国际权威医学杂志上报道了特应性皮炎样移植物抗宿主病，之后又与姚志荣教授团队发现了先天性单纯少毛症基因。我国的高天文教授曾发现外伤后细菌性致死性肉芽肿，其团队后来还找到了治疗该病的抗生素，使很多以前判定"绝症"的患者被成功救治。该团队还发现了具有脓疱表现的家族性可变性红斑角化病，首先报道了靶样含铁血黄素性淋巴管畸形。我国的杨勇教授及其团队对大疱性表皮松解症的研究，首先发现基因 *KLHL24* 突变是一个致病原因。这里还有起始密码子的突变，这些基因突变后的表现是皮肤经受不了机械摩擦。还有我国学者对氨苯砜药物反应综合征风险因子 HLA-B1301 的研究，该研究做得很细致，对国际皮肤性病学做出了自己的贡献。

参考文献

[1] 樊代明.整合医学——理论与实践 3[M].西安：世界图书出版西安有限公司，2018.

第四章　整合皮肤性病学研究进展

人类疾病构成和现代医学模式的发展使我们充分认识到整合医学的必要性和权威性。世界卫生组织（WHO）的调查资料表明，慢性非传染性疾病患者占人类的20%左右，但这些患者使用了六成左右的医疗卫生资源，老年性疾病通常伴发多种疾病，使得其诊治比较困难，整合医学的产生和发展顺应了人类健康发展历史的潮流。

我国的人口老龄化问题日趋严重，慢性病和老年性疾病快速增加，医疗资源消耗严重，医疗费用居高不下。这些问题的原因很复杂，与我国的医疗卫生体制、法制和机制，国家医疗卫生的经费投入和保障政策等有关，也与医学发展自身有关。当代医学体系主要依靠医学专科化和高端技术达到理想化的诊疗效果来维护人类的生命和健康，但是，这种医学发展模式和医学体系存在很大的缺点和短板。世界卫生组织也指出，过度重视医疗机构和亚专科化已经成为我们医疗卫生服务效率不高和不平等的重要原因之一。为此，党和政府近年来积极开展了健康保障科技工程，努力做到让人民"看得起病、看得上病、看得好病、更好防病"，以及提出我国医疗服务协同化等医学发展方向。为克服医学专科化的弊端和缺点，樊代明院士首先提出建立和完善整合医学体系，在医学上以人为本，整合各种医学防治方法，整合各种资源，全心全意为人民健康服务，从而提升全民生命健康水平。

第一节　在整合皮肤性病学理念指引下的真菌病原学研究

1."亚临床免疫缺陷"——骨隐球菌病的临床特征

新生隐球菌是人类最常见的侵袭性真菌病原体，它主要感染患有获得性免疫缺陷综合征、自身免疫病等的免疫抑制人群，外国专家学者常常把它看成"机会性感染"，我国隐球菌大多数感染无基础疾病的人，目前原因不明。

2015年廖万清院士的团队收治了1例不常见的孤立性骨隐球菌患者。该患者为女性，46岁，2个月前无明显诱因出现左侧髋部疼痛，后病情逐渐加重。该患者在卧位翻身时疼痛加重，无发热、盗汗等症状，在外就医时接受保守治疗无好转。PET-CT结果表明该患者双侧髂骨发生病变（左侧明显），怀疑是恶性肿瘤，就以"髂骨占位"入院接受治疗。患者既往史无特殊，否认结核、肝炎等传染病史，否认外伤手术史，否认疫区接触史，否认家族遗传病史。做专科体格检查显示患者下肢跛行，左髋部稍肿胀，有明显触痛，其他未见异常。在整合皮肤性病学理念的指引下，廖万清院士团队积极进行骨科、病理科和影像科等多学科合作，整合真菌病原学、免疫学和分子生物学诊断技术，对该患者进行了精准的分析。患者入院后进行了左髂骨站位活检术，出现土黄色血性黏液，用针筒抽取后送病理检查和病原菌培养。病理检查结果其为酵母菌感染，在镜下可以看见孢子，墨汁染色为阳性；培养结果显示为隐球菌感染。其他化验结果有：血乳胶凝集试验大于1：5120；免疫细胞检验，血CD4/CD8（0.67）。病灶取出物经过真菌培养、基因内转录间隔区（ITS）测序和指纹图谱分析鉴定为VNI型新生隐球菌，最后确诊为"骨隐球菌病"。

隐球菌病的发生和发展主要取决于真菌病原体和宿主免疫力之间的相互作用。从该患者身上分离出的隐球菌临床株经过实验研究后发现，其在人体巨噬细胞内的生存率和小鼠感染毒力都显著低于标准株H99和环境分离株，其毒力减低可能归因于毒力因子黑色素表达水平的下降。他们进一步检测了该患者血清中的细胞因子水平，其血清中白细胞的多种免疫通路相关基因表达明显不正常。因此，他们推测这例隐球菌感染的发生可能和其细胞免疫亚临床缺陷相关。至于那些无基础疾病的隐球菌病患者都存在相似的免疫学异常，还有待深入研究。然而，从病原和宿主相互作用的角度进行整合研究，有利于我们全面研究真菌病的潜在病因。

2. 国际报道第一例胶囊青霉感染引起的肺青霉球病

随着地球环境气候的改变和人类免疫抑制人群的增加，新的真菌病原体不断涌现。但是，在临床工作中，很多侵袭性真菌感染的误诊率和漏诊率都很高。有的专家学者通过尸检研究发现侵袭性真菌病患者生前确诊率只有17.3%。

2011年，廖万清院士的团队会诊了1例罕见的真菌感染病例。该患者为女性，56岁，是园艺工作人员，因发热、咳痰、乏力2个多月去海军军医大学上海长征医院就诊。其有5年的2型糖尿病病史，没有肺结核、慢性阻塞性肺病和其他免疫抑制性疾病病史。实验室检查结果显示HIV阴性，G试验阳性（459.3 ng/L）。患者胸片检查结果显示左肺上叶单发空腔性病灶，CT检查结果可以看见圆形空洞，空洞内可以看见不透明的球形病灶。组织活检后其病理学检查结果显示分隔菌丝，因此初步诊断其为曲霉菌感染造成的"曲霉球"。结合其真菌学培养和镜下形态观察以及分子生物学检测（PCR扩增 ITS 区测序），最终证实其为胶囊青霉感染造成的肺青霉球病。该菌株后来被国际著名真菌保藏机构 CBS 命名为"liaowq2011"，可以向全世界真菌研究人员有偿提供。该患者经过手术切除联合氟康唑药物治疗后痊愈。

胶囊青霉是一种重要的工业真菌，主要用于造纸工业，以前没有报道过造成人或者动物的侵袭性感染，这是全世界报道的第一例由胶囊青霉感染造成的肺青霉球病。其病因可能和病原体对高温（37℃）耐受力的增强和宿主糖尿病病史有关。他们通过整合血清学、组织病理学、真菌学和分子生物学技术，快速而精准地鉴定了新型病原体胶囊青霉，为以后的治疗方案选择提供了可靠的依据，也为临床罕见感染病的诊治思路提供了借鉴资料。廖万清院士及其团队的研究推动了人类真菌病原学的发展。

3. 从整合皮肤性病学出发研究病原真菌的流行规律

组织胞质菌病是荚膜组织胞质菌造成的一种传染性很强的侵袭性真菌病，一般通过患者呼吸道传染，它首先侵犯人体的肺部，然后通过血源性传播到患者全身。该病多在美国的中西部、非洲、拉丁美洲的大部分地区传播流行，我国也报道了散发病例，大多是国外来源的输入性病例。

2012 年，廖万清院士的团队会诊了 1 例组织胞质菌病患者。该患者为男性，28 岁，为一名湖南省的建筑工人，因其右侧腹痛并发热 6 月余入院，既往康健，否认国外旅行史。入院后，患者经过骨髓和淋巴结组织活检、真菌培养和分子生物学检查，最后被确诊为组织胞质菌感染。该患者一直在湖南居住，没有到过国外。廖万清院士及其团队通过回顾文献和流行病学分析后，发现从 1990 年到 2011 年，我国共发现 300 例组织胞质菌病患者，其中 75% 的患者出现在我国长江流域，首次提出组织胞质菌病在我国的长江流域流行，一改过去"该病都是输入性病例"的老印象。他们从临床研究出发，通过整合临床医学、流行病学和病原学等多学科研究，总结了我国组织胞质菌病的流行特点，为我国疾病控制政策的制定提供了理论依据和临床经验。

第二节　基于整合皮肤性病学理念治疗特应性皮炎

在我国的皮肤性病学教科书和临床试验中，湿疹和特应性皮炎（异位性皮炎或遗传性皮炎）一般作为两个独立的皮肤病，有专家学者认为：湿疹就是临床表现较为轻微或者临床形态部位不典型的特应性皮炎，而我国的皮肤性病科医务人员并没有完全认识到这一点。在这里，我们来探索一下特应性皮炎典型的和多种多样的临床表现、特应性皮炎的诊断标准、湿疹和遗传性皮炎的关系、我国特应性皮炎诊断标准的建立和意义，以及"特应性"和整合皮肤性病学的有关问题。国际、国内争论的相关问题有所不同，外国皮肤性病专家学者大都认为湿疹是"大概念"，特应性皮炎是其中的一个概念，他们所说的湿疹概念和我国专家学者所说的湿疹概念完全不一样。

特应性皮炎是以剧烈瘙痒、皮肤干燥和皮疹为特征的慢性炎症性皮肤病，除了特定湿疹的临床特征，患者或其家族成员有明显的 atopy 现象。按有关百科全书上的解释，"atopy"是一种容易发生过敏反应的趋向，或容易发生特应性皮炎、过敏性疾病的趋向，虽然发生过敏性反应前必须有过敏原或者刺激物的接触史，还必须有遗传因素参与，所以它是一种遗传因素参与的过敏反应。"atopy"本来的意思是整体的、遗传的趋势，包含四个方面的含义：一是容易患过敏性疾病，二是对异种蛋白过敏，三是血清中 IgE 增高，四是血液嗜酸性粒细胞增多。

患者如果有明显的临床表现就很好认识，实际上，特应性皮炎患者还有很多非典型的临床特征，或者说有多种多样的临床表现。有的特应性皮炎患者可能只表现在耳朵下、鼻子下，有的只表现为眼睑湿疹，有的直接表现为湿疹，对于这样的患者，我们皮肤科医务工作者一般不会随意诊断为遗传性皮炎。有的患者还表现为特应性足病，该病多发生在十几岁的儿童身上，有专家学者称其为"青少年足趾病"。有的家庭主妇有可能表现为甲上皮炎，也有可能表现为湿疹。还有的患者只表现为外阴部湿疹，不一定是对称分布，可能是单侧分布。有的患者临床表现为痒疹、汗疱疹，其汗疱疹不一定发生在炎热季节，而是春秋节高发。所以，特应性皮炎患者除了有明显的临床特征，还可能出现多种多样、各个阶段的临床特征。不能按照患者的表征部位诊断为湿疹，它们实际上是一种病。

特应性皮炎的诊断标准在 20 世纪 80 年代才出现，现在的诊断一般采用 Hanifin-Rajka 标准。要引起大家注意的是，符合标准时诊断的可能性很大，但不一定正确；不符合标准时也完全可以诊断。不能迷信诊断指南或标准，也不能没有诊断指南或标准。

由于特应性皮炎的复杂性，且存在较多争论，我们可以用整合皮肤性病学去认识，诊断要和国际接轨，用整合皮肤性病学来提高皮肤性病的诊治水平。

第三节 基于整合皮肤性病学理念的荨麻疹研究

荨麻疹作为临床常见的一种皮肤病，其临床特征性表现为大小不等的风团伴瘙痒，甚至可伴发血管性水肿。该病病因很多，也很复杂，经典学说认为，患者的肥大细胞经过 IgE 抗体介导释放出组胺和细胞因子，继而引起皮肤黏膜血管通透性增加，这就是荨麻疹的主要发病机制。现在临床上主要依据患者的病史和皮损表现来进行诊断和治疗，主要应用抗组胺药物来治疗。近年来，国际上针对荨麻疹的病因、发病机制和治疗等有很多相关研究，以下简单综述一下荨麻疹诊疗的最新进展。

抗组胺药是目前我们临床上治疗荨麻疹的主要药物。针对已有药物的继续使用和新药的陆续研究应用，很多研究人员对抗组胺药的使用进行了研制和评估。Zheng 等把 100 例慢性荨麻疹患者随机分为两组，分别给予患者进行枸地氯雷他定和咪唑斯汀治疗两周，与此同时，检测治疗前后患者血清中炎性因子 IL-4、IL-18、IL-23 和 IL-33 的水平。他们的研究结果显示，枸地氯雷他定治疗组的治疗有效率是 94%，显著高于咪唑斯汀组 78% 的治疗有效率，药物治疗以后，患者血清中的细胞因子都出现了下降，以枸地氯雷他定治疗组中下降更加显著。陈岚等应用随机、双盲双模拟、阳性药物平行对照、多中心的试验技术来研究盐酸奥洛他定片治疗慢性特发性荨麻疹的临床治疗效果和安全性，统计治疗的有效率及其不良反应的发生，最后他们认为其具有治疗效果显著、安全性较好的优势。邢春华等对富马酸卢帕他定片治疗慢性特发性荨麻疹的有效率和安全性进行了研究评估，他们发现与盐酸西替利嗪比较，富马酸卢帕他定片的临床治疗效果相似，患者的临床症状明显减轻、不良反应不多，可以作为治疗慢性特发性荨麻疹比较安全和有效的药物。茶胤对比评估了赛庚啶和依巴斯汀治疗慢性荨麻疹的治疗效果，发现依巴斯汀治疗效果比较好、复发率更低，因此他们认为可以广泛普及使用依巴斯汀来治疗慢性荨麻疹。

和单一药物治疗比较，用联合方法来治疗荨麻疹的疗效比较好。衡鲲通过研究发现左西替利嗪结合枸地氯雷他定治疗慢性荨麻疹近期（3 个月）治疗效果好于单一药物治疗。而张辉等通过研究发现左西替利嗪结合非索非那定可以明显减少慢性荨麻疹患者血清 IgE 的含量，对于慢性荨麻疹具有显著的治疗效果。黄翠评、李蕾芳和李国艳等研究发现，左西替利嗪和奥洛他定等抗组胺药结合卡介菌多糖核酸治疗慢性特发性荨麻疹具有显著的治疗效果，并且药物的安全性高。

我国中医药的发展也为治疗荨麻疹提供了新的方法。朱海等进行有关研究后提出，中西医并重治疗难治愈的慢性特发性荨麻疹可以有效调节患者体内 IgE、辅助性 T 细胞、细胞毒性 T 细胞等的水平，可以提高其疗效。有关研究显示，应用抗组胺药结合中药治疗可以提高其疗效。唐海燕等针对 63 例慢性荨麻疹患者进行临床药物试验后指出，阿伐斯汀胶囊结合玉屏风颗粒治疗的效果好于单一使用阿伐斯汀胶囊。沈悦等应用枸地氯雷他定结合甘草酸二铵治疗慢性荨麻疹，其有效率高达 98.46%，和单一应用枸地氯雷他定治疗比较（89.09%）有显著提高，这样可以明显减少患者血中 IL-6、hs-CRP 和 TNF-α 的水平，他们认为应用这种联合治疗方法治疗慢性荨麻疹效果明显，这可能和甘草酸二铵减少患者外周血细胞因子的水平有关。徐学琴等应用荟萃分析评估苦参素结合抗组胺药治疗荨麻疹的疗效，研究结果显示，结合使用苦参素和单一使用抗组胺药治疗相比较，这种方法的有效率比较高且复发率比较低。

　　科学用得好或不好，我们需要用文化来指导。对于皮肤性病学，也是这样。依托于我国博大精深的传统文化，将其整体论、整合观和西医的还原论加以整合，会形成新的皮肤性病学文化，只有形成整合的皮肤性器官健康服务体系（包括整合的皮肤性病学教育体系、研究体系、医疗服务体系、预防体系和管理体系等），才能引领皮肤性病学发展的新方向，才能在实施健康中国战略、维护人类健康的事业中走得更快、更远和更好。皮肤性病学科发展任重道远，要传承和发展，只争朝夕，不负韶华，为我国整合皮肤性病学的发展继续努力。

参考文献

[1]　樊代明.整合医学——理论与实践[M].西安：世界图书出版西安有限公司，2016.

[2]　樊代明.再论医学与科学[J].医学争鸣，2015，6（6）：1–16.

[3]　樊代明.HIM，医学发展新时代的必由之路[J].医学争鸣，2017，8（3）：1–19.

[4]　蒙军.整合皮肤性病学研究初探[M].北京：科学技术文献出版社，2021.

[5]　樊代明.整合医学——理论与实践3[M].西安：世界图书出版西安有限公司，2018.

[6]　ZHENG D，YANG X.Clinical observation on the therapeutic effect of desloratadine citrate disodium in the treatment of chronic urticaria and changes in IL4，IL18，IL23 and IL33 levels before and after treatment[J]. Pakistan Journal of Pharmaceutical Sciences，2017，30（3）：1139–1142.

[7]　陈岚，陈辉，陈兴平，等.盐酸奥洛他定片治疗慢性特发性荨麻疹疗效和安全性的多中心临床研究[J].中国医院药学杂志，2017，37（16）：1629–1634.

[8]　邢春华，蔡育兵，丁菲，等.富马酸卢帕他定片治疗慢性特发性荨麻疹的有效性及安全性[J].中国医院药学杂志，2017，37（13）：1271–1274.

[9]　茶胤.依巴斯汀治疗慢性荨麻疹的应用及疗效分析[J].中国实用医药，2017，12（3）：141–142.

[10]　衡鲲.左西替利嗪联合枸地氯雷他定治疗慢性荨麻疹80例临床观察[J].中国皮肤性病学杂志，2017，31（5）：588–590.

[11]　张辉，马小娜.左西替利嗪联合非索非那定对慢性荨麻疹患者血清IgE的影响[J].医学综述，2017，23（3）：588–590.

[12]　黄翠评.慢性特发性荨麻疹采用卡介菌多糖核酸和抗组胺药物联合治疗的临床分析[J].中国医药指南，2017，15（10）：142–143.

[13]　李蕾芳，薛峰.左西替利嗪、曲尼司特联合卡介苗素治疗慢性荨麻疹的临床效果观察[J].中国皮肤性病学杂志，2017，31（3）：31–32.

[14] 李国艳，陈亚会，王婷，等.盐酸奥洛他定联合卡介菌多糖核酸治疗慢性自发性荨麻疹 40 例临床观察 [J]. 中国皮肤性病学杂志，2017（3）：357-358.

[15] 朱海，邓侃，连粤湘，等.中西医结合疗法对难治性慢性特发性荨麻疹患者血清总 IgE、CD4、CD8 等细胞因子影响的相关性研究 [J]. 现代诊断与治疗，2017（2）：227-228.

[16] 唐海燕，娄方璐，刘毅，等.阿伐斯汀联合玉屏风颗粒治疗慢性荨麻疹临床研究 [J]. 中国麻风皮肤病杂志，2017，33（8）：487-489.

[17] 沈悦，张懿，徐晶，等.枸地氯雷他定联合甘草酸二铵治疗慢性荨麻疹 66 例临床观察 [J]. 中国皮肤性病学杂志，2017，31（8）：933-936.

[18] 徐学琴，刘晓蕙，孙春阳，等.苦参素联合抗组胺药治疗慢性荨麻疹疗效的荟萃分析 [J]. 中国麻风皮肤病杂志，2017，33（4）：216-219.

第二篇
整合皮肤性病学各论

第五章　整合皮肤性病学之医学教育

第一节　我国医学教育现状及存在的问题

我国的医学事业飞速发展，在疾病的诊疗和医学理念以及技术上都突飞猛进，但现阶段还存在较为紧张的医患关系。我国以前传统的医学教育方式和方法已经显现脱离社会发展方向的问题。传统医学教育体系的问题是较为重理论、轻实践的，强调医学理论知识面和量的积累，在归纳和整合上比较欠缺。

我国传统的医学教育存在以下问题：第一，医学教学多以医学学科为中心，缺乏学科之间的整合和沟通，比较单一重视医学理论知识的学习，轻视医学实践技能的培养。第二，医学教学一般采用大班制形式，往往是"以教师为中心"，医学生参与积极性不高，没有真正调动他们的学习主动性，使其医学知识的学习大多为被动"灌输"。第三，传统医学教学是以生物医学知识的学习为重点，教学形式比较单调，重视探索疾病发展的规律和治疗手段，对医学和社会的相关性和整体性重视不足，较为忽视预防疾病的重要性和社会性。第四，"重病轻人"的医学教育思想，容易使医学生养成部分化和孤立化医学思想，忽视医学的整体整合观和大格局理念，往往会影响正确诊疗。第五，"灌输"式的医学教育思想会影响医学生学习知识的兴趣，不利于培养能力，医学理论知识和临床实践经验的短期快速学习，容易使医学生产生"过于自信"的感觉，但不能明显提升职业使命感，不利于建立和完善正常的医患关系。第六，医疗服务专科化增加了医学的深度，可能会影响医学的广度，纵向提高了医学生的学科独立性，往往会引起知识的片面化，难以形成以"预防、诊疗和康复"等为整体的整合观医学模式。

第二节　新医科院校改革的趋势

1. 世界医学教育改革的发展趋势

世界医学教育改革的总体趋势包括：第一，医学模式从生物学模式向"生物 – 心理 –

社会"的整合医学模式转变。疾病的发生不只是由生物因素决定的，它还包含心理和社会等因素。第二，医学理念的转变，从以前的"以疾病为中心"向"以患者为中心"转变。第三，医学教育观念的转变，从过去的"以教师为中心"向"以学生为中心"转变。第四，医学教学内容体系的转变，从单一医学学科知识体系向整合医学课程模式转变，其中包括教育岗位胜任力体系的建立和完善。

2. 国内教育改革的总体方向

2022 年我国颁布了全面提高高等教育质量的若干意见，也就是提高教育质量 30 条，要求各高校要走内涵式发展道路，要以提高质量为核心，创新学校人才培养方式和方法。其核心是创新人才培养的模式和体系，关键是改革体制和机制。

3. 医疗卫生体制改革对医学高等人才培养的新要求

我国临床医学综合改革的若干意见和卓越医师教育实施计划指出，加强以医学生职业道德和临床实践能力为核心的高等医学教育改革，加快医学基础和临床特征的整合，加强提高医学生自主学习能力的医学教学方法的改革。

4. 我国医学高等教育专业的标准

这是推进我国医学高等教育改革的依据，要求医科院校加强纵向和横向的教学课程改革，要将医学教学内容进行整合。

第三节　我国医科院校的整合医学教育改革理论与实践

近年来，我国很多医科院校进行了整合医学改革，并取得了比较好的效果。我们认真学习并调研了我国较早进行整合医学教育改革的几所医科院校及附属医院，其中有南京医科大学、四川大学华西医院、中国医科大学、吉林大学白求恩医学部、哈尔滨医科大学和新疆医科大学第一附属医院。这些医科院校大力开展医学教育改革，制订了符合自身教育优势的医学教育改革方案，这些成功经验值得研究和探索。

1. 双向整合医学式案例教学改革实践

我国医学高等教育改革的重要目标是提高高校医学生的知识结构、整合素质、批判性思维方法，以及培养和提高其发现问题、分析问题和解决问题的能力，这也是我国高等医学教育改革的重点和难点。早在 20 世纪 60 年代，加拿大麦克马斯特大学医学院就进行了问题导向式学习的高等教育课程改革，为现代高等医学教育改革提供一个方向，它是一种崭新的高等医学教育改革模式。他们改革的初心是"以团队为基础、以问题为导向"的教学方式和方法的革新，其核心是"以高等医学生自主学习、探寻知识是内在动力，交流协作、循证决策是外在渠道，培养这些学生的各种能力"的"学习改革"。

南京医科大学在本校临床医学专业教学改革中，积极引入 PBL 模式，成功推进双向整合医学案例课程教学改革，努力做到"精心试点、稳步推广、整合知识、能力为重"。该校以课程体系优化为先导，从 2012—2014 年的"教改试点班"到 2015 年全体临床医学专业 671 名学生都在一年级下学期开设双向整合医学案例（PBL）课程，直到 2018 年该校 3 个年级大约 2200 名医学生同步并行进行，成为该校最近一段时间最大规模的教学改革项目之一。该项目准备的时间较长、参与的教师较多、标准要求较高、资源投入较大，其效果比较突出、特色比较鲜明。

（1）南京医科大学双向整合案例（PBL）课程的理论和实践　这里的"双向整合"是指，在医科大学生的培养目标、案例编写、导师组成、学习内容、考评方式等方面进行横向跨科和纵向临床医学贯通。其中的横向跨科包括基础医学、临床医学、公共卫生与预防医学、护理学、药学和医学人文等大医学学科的整体整合；纵向临床医学案例贯通是和临床案例相整合，让更多的临床医师参加 PBL 的早期教学，使医学生尽早学习临床医学案例，在早期学习阶段就培养起临床整合医学思维能力。

第一阶段学习结束，该校的 PBL 中心对本校 2015 级全部 671 名临床医学专业学生开展了匿名问卷调查，其结果见表 5-1。

表 5-1　双向整合案例（PBL）课程教学效果调查结果

能力	效果很好	有效果	没效果	不清楚
自主（主动）学习能力	252（37.6%）	347（51.7%）	22（3.3%）	50（7.4%）
运用概念和知识能力	199（29.6%）	385（57.4%）	32（4.8%）	55（8.2%）
批判性思维能力	236（35.2%）	359（53.5%）	34（5.1%）	42（6.2%）
协作沟通能力	266（39.6%）	357（53.2%）	20（3.0%）	28（4.2%）
分析 / 解决问题能力	230（34.3%）	369（55.0%）	31（4.6%）	41（6.1%）
演绎推理思维能力	198（29.5%）	358（53.3%）	42（6.3%）	73（10.9%）

为了解双向整合案例质量和学生的学习情况，南京医科大学连续 4 年进行 PBL 发

展情况调查。调查结果见表 5-2。

表 5-2　南京医科大学 2014—2017 年学生 PBL 学习满意度调查结果

指标和调查时间	人数	非常同意	同意	尚可	不同意	非常不同意
案例能引起学习兴趣，并能逐步深入学习						
2014 年	120	33（27.5%）	40（33.3%）	35（29.2%）	8（6.7%）	4（3.3%）
2015 年	180	55（30.6%）	76（42.2%）	32（17.7%）	9（5.0%）	8（4.4%）
2016 年	756	311（41.1%）	367（48.5%）	75（9.9%）	3（0.4%）	0（0）
2017 年	1513	789（52.1%）	642（42.4%）	76（5.0%）	5（0.3%）	1（0.1%）
案例涵盖了基础、临床、护理、预防、人文及社会学等学科知识						
2014 年	120	5（4.2%）	11（9.2%）	26（21.7%）	59（49.2%）	19（15.8%）
2015 年	180	18（10.0%）	27（15.0%）	55（30.6%）	47（26.1%）	33（18.3%）
2016 年	756	241（31.9%）	311（41.1%）	152（20.1%）	48（6.3%）	4（0.5%）
2017 年	1513	703（46.5%）	656（43.4%）	123（8.1%）	18（1.2%）	13（0.9%）

　　南京医科大学以整合式案例为基础，在其基础医学阶段开设双向整合案例（PBL）课程，在其临床学习阶段进行临床整合案例（CBL）课程，最终在整合知识，培养学生自主学习、交流沟通能力和循证决策能力等方面取得了一定的效果。PBL 教学改革是具有建设性、自主和合作的前后相关的过程，重要在于改变教师教学观念，把传统的"以教师为中心"转变成"以学生为中心"、把灌输式主要教学方式转变成启发式探究式教学、把以知识为主要教学内容的模式转变成以培养自主学习能力和胜任力为目标的崭新教学模式。这些均需要做大量的培训、宣传、学习和引导，会使临床教师工作压力加重，因此怎样提高教师的教学积极性，保护他们的教学热情，从"传道授业"到"立德树人"，需要在政策和资源上给予支持和保障。

　　（2）改革的方向和目标　我国医学院校可以通过医学教育改革，借鉴其他医学院校的改革经验，建立和完善以人体器官系统为基础的整合医学课程，最终形成"以人体器官系统——PBL"为基础的整合医学课程教育体系，形成以医学能力为导向的评估系统，建立和健全整合医学课程—整套医学教育的基本标准，并组建和完善整合医学课程教育队伍。

　　从 PBL 医学教育方法到全程医学实践教育系统，到基础医学和临床医学的整合教育，这个全程医学实践教育系统从早期临床医学实践到基础医学实践，最后回到临床医学实践。我们目前的研究是将临床医学实践和医学生毕业后医学教育整合起来，值得大家探讨。毕业后的医学教育，很多基本医学项目和临床医学有关联，可以把它们整合在一起。基础医学和临床医学的整合，需要以医学能力为指导的评估系统，进行基础医学、临床医学和临床实践三个阶段的考试。建立和健全包括医学人才培养规划、医学教育大纲、医学教育日历、医学教育方案、医学教材和 PBL 医学教育系统的医学教育基本规范。组建和完善医学教育队伍，最后通过医学教育认证得到总的评估结果。

2. "院院合一" 的办学理念

四川大学华西医院在办学中，严格遵循 "院院合一" 的组织结构体系，他们在尊重我国医学教学的整体性和特殊性的基础上，推行 "两块牌子、一套班子" 的管理模式，实现了医学中心和附属医院的有机整合。四川大学华西医院建立了我国第一家以教学医院为载体的医院管理研究所，形成了医疗、教育和科研一体化平台，这有利于医学资源的整合。

哈尔滨医科大学也进行了类似的改革，他们通过培养具有教学管理经验的临床学科带头人来提升其附属医院的医学教育意识。这些医科院校根据自己的发展目标制订不同的改革方案，但都基于整合医学理念，其发展方向和目的均相同，改革效果显著。

3. "早临床，多临床，反复临床" 的整合医学教育思想

医学临床实践的重要性毋庸置疑，无法在临床实践中高效运用医学理论知识是现在让很多医学生苦恼的主要问题。"早临床，多临床，反复临床" 是让医学生更好地适应医学临床工作的改革关键。很多医科院校在整合的早期都进行了医学教育模式改革，其教学理念从 "以教师为中心" 转变为 "以学生为中心"，大大提高了医学生的积极性和参与度，成为 HIM 改革的重要内容。

（1）小班式医学教学方式　加拿大麦克马斯特大学第一次提出的 PBL 教学，是以学生为主体，紧密结合现实问题，模拟医学临床工作的真实环境，把基础医学知识和临床医学实践充分整合，利用课堂学习培养医学生的临床医学思维。PBL 教学多以小组讲座的形式开展，以临床医学实践为基础，由多学科医学教师团队共同制订医学案例和医学知识框架；医学生针对具体病例的诊断和治疗问题进行讨论，通过自学和查阅文献的方式收集有关医学知识。

以团队为基础的学习（TBL）教学是基于 PBL 教学方式提出的一种新型学习方式。TBL 教学以 7 名医学生为小组整合成一个有机的学习团队，以团队练习和讨论为教学

方式，利用团队的力量培养医学生的自主学习和解决问题的能力，其独到之处在于采用形成性评价体系，整合了个人和团队预习测验和医学生互评等多个板块的成绩。

现在，PBL 教学和 TBL 教学已经在我国医学院校中广泛推广，参与调研的几所医学院校也已经先后进行了这类医学教育改革。其改革成效明显，既提高了医学生应用医学知识的能力，又培养了医学生的横向思维能力，大大提高了其学习积极性，实现了"以学生为中心"的教育理念。同时，把素质教育整合到医学生平时的生活和学习中，有利于培养沟通能力和"以人为本"的临床诊疗思维。

（2）大力开展医学实践活动，培养医学生临床思维能力　大力开展医学实践活动，以趣味性和竞技性提高医学生的学习主动性，是贯彻"早临床，多临床，反复临床"思想的必要措施。为此，四川大学华西医院和中国医科大学等医学院校都制订了一系列具有特色的课外活动，如在医学生入学初期就开展临床见习和实习活动、举办各类技能操作比赛等。这些具体措施提高了医学生的学习积极性和职业荣誉感，值得学习和参考。

4.医学学科建设的充分整合

虽然参与医学教育改革的这些医学院校的整合方法在形式上存在差异，但他们的核心理念都是一样的，都是强调多医学学科和多专业的整合。共享现有的医学资源，是实现基础医学和临床医学整合的关键。

（1）医院建设的整合　医学的发展在一定程度上造成医院的分科越来越细化，使得医学学科之间的整合不断减少，无法满足现代医学诊疗服务的客观要求。樊代明院士很重视整合医学的极端重要性，包括整合皮肤性病学等各医学专科的重要性，所以医院建设也是基础医学和临床医学整合的必要条件。四川大学华西医院在这基础上改制了附属医院的设计，把医院门诊科室依照人体器官系统进行分区设置，如把医院病理科和病理学教研室进行整合、把心电图检查和胸心血管外科及心血管内科进行整合、把泌尿外科和肾脏内科进行整合等，还有把相同系统的外科病房和内科病房同层设置，建立和完善多学科诊疗团队和整合病房，聚集这些科室的同时也方便患者看病、促进医护人员临床知识储备的整合。

（2）医学课程的整合　医学课程整合的目的是减少医学学科之间内容的重复，为医学生主动学习提供时间保证。这些医学院校先后都开展了医学课程的整合改革，在经历了教学课程改革失败和理论联系实际的调整和尝试后，现在的整合均取得了一定的效果。

四川大学华西医院率先在医学中心和附属医院开展医学课程整合，并提出了"矩阵式结构"的观念，逐渐淡化并打破医院内科和外科的界限，设立以人体器官系统为基础、综合诊断能力训练为指导的多门医学整合课程，强化医学学科的整体整合，在医疗和科研中展现其重要价值。吉林大学白求恩医学部放弃医学大整合模式，从医学生理和医学病理两方面进行"小整合"方法，把生命科学和疾病治疗逐渐整合到医学授课和学习中。哈尔滨医科大学独具特色地把医学课程系统划分为医学生物学和医学基础学两大系统，开创器官系统整合式教学方法，开设整合医学课程并在各个系统中回顾性地加入医学影像学和检验医学的有关医学知识，及时编写整合医学有关的医学教材。中国医科大学通过整合相似或相通的医学课程教材，开设了多门基础医学和临床医学整合的课程，其中有医学影像学和人体解剖学的整合、医学病原生物学和感染医学的整合等。

5. 基础医学和临床医学整合发展的思考

参考以上我国医科院校整合的实践经验，我们会发现医学整合的道路并非是一帆风顺的，而是需要很多方面的探索，包括基础医学和临床医学的整合，以及教学机构和医疗机构的整合等。怎样进行基础医学和临床医学的有效整合，培养医学生综合分析问题和解决问题的能力，对于目前我国医科院校的医学教育发展仍是一项艰巨的任务。

（1）我国医科院校组织结构的改革　"院院合一"改革模式赋予医学院和附属医院双重办学管理的资格，把医学院和附属医院的教学、行政管理、学科建设、科研和医疗等进行充分整合。总结医科院校的整合实践经验发现，基础医学和临床医学的整合一定是基础医学教学和临床医疗实践的整合，医学教育改革必须遵循这一原则，建立和完善"医、教、研"三位一体"院院合一"的充分整合的组织结构模式。

（2）新型医学教育模式的创建

①整合现有的医学教育模式。PBL 医学教学模式和 TBL 医学教学模式，都是把医学理论和实践整合统一的小班教学模式。这种医学教学模式改变了传统的"灌输式"医学教学，可以提高医学生主动学习和解决问题的能力，体现了整合医学的价值观。把多种新型医学教学模式进行整合，使"教"和"学"两大医学教学主体能协调发展，从而提高医学教学质量。这既包括 PBL 医学教学和 TBL 医学教学，也包括充分整合以讲授为重点的传统医学学习模式（LBL）、以案例为基础的医学学习模式（CBL）及以资源为基础的医学学习模式（RBL）。在医学生临床实习过程中，还要建立和完善多医学学科协作组诊疗模式（MDT），有时要结合案例分析法（CAM），在对患者疾病的定期讨论过程中，加深医学生对临床诊疗的学习和理解，提高其对患者疾病的整体认识。要避免重复的案例学习，重视不断完善和更新优质的医学教学案例。开展医学实践活

动要和小班医学教学相结合，建立和完善医学教学质量保障模式，可以提高课堂教学的趣味性，也可以从不同方面来评估授课教师的教学质量。

②建立和完善数字化医学教学。现代科技发展突飞猛进，尤其是计算机软硬件技术的飞速发展，使现代医学教学正在向数字化、网络化和信息化的时代前进，把这些高科技整合到医学教育中，建立和完善远程医学教学培养体系是必然趋势，也是医学院校教学改革的前进道路。新疆医科大学第一附属医院发展地方特色，满足当地医疗环境发展的要求，研发了联网互动整合医学体系（CIIM）。该体系是基于远程网络技术服务平台，利用移动互联网和云计算技术，支撑科研合作和医疗咨询等多种功能来完成电子化医学应用，也实现了医院之间资源共建共享和医疗协同整合化。

③完善考评制度。对现在，我国医科院校的学生评价模式还不完善，临床医学生占用很多时间学习和临床有关的医学理论课程，而无暇顾及基础医学知识在疾病发生和发展中的重要作用。医学理论和实践的分离现象造成其无法适应高强度的临床诊疗工作。

整合医学改革重视对医学生能力的全面提高，改革其评价体系是重点。医学生的评价体系应该重视其实用性、多元性和全面性，强化其过程考核和反馈，建立和完善多样化的评价方法和评价目标，既要重视考核成绩，也要重视疾病发生和医学实践的重要性。在考题制订方面要重视"从临床诊疗问题出发，解决医学基础问题"，防止出现医学基础理论和临床实际诊疗互相分离的问题。

医学研究生考试制度也需要改革，现在的医学研究生考试和其实习时间重叠，很多医学生以研究生考试为借口影响实习实践，使实习实践不能全身心地投入，不利于提高其临床诊疗水平。医学研究生考试是医学考核的重要手段，是医学生实现自我价值的重要途径。医学实习和考研的顾此失彼造成实习工作难以圆满完成，医学研究生考试制度的改革要有利于医学实习任务的顺利进行，要重视临床实习对培养优秀临床医务人员的重要性。

④建立和完善医学资源共建和共享机制。现代医学发展突飞猛进，医学资源查阅是医务人员学习先进知识的重要手段。医学资源是培养医学生主动学习的基础，包括医学网络课程、科研文献和专家论著等。医学网络课程是对医学理论知识的强化和发展、医学科研文献是了解国内外医学最前沿信息的重要手段、医学专家论著可以加强医学学科知识的积累。现在在我国医学院校，医学资源的获取有时受到限制，不完全透明。

在我国的医学院校，在校医学生主要从校园网查阅和使用学校图书馆购买的医学资源，只要离开学校，就不容易获取医学资源，学生缺乏自主学习的基本条件和环境保障。在当今大数据环境促进下，医学教育体系的改革是医学整合发展的时代强音。

依靠数据挖掘技术，设置大型开放式网络课程（MOOC），依靠广泛普及的网络资源和多媒体技术，把国内外高端研究和医学教育课程推广到我国医学院校的医学教育中，完成医学教育资源的充分共建和共享，既可以全面提高医学生的医学知识储备，又能解决医学师资压力。建立和完善医学资源共建共享计划、改善网络学习条件、优化医学资源共建共享现状，是促进医学整合改革的强力保证。

（3）医学学科整合方向　现在，我国医学院校的医学学科建设和发展面临新的难题。传统的医学学科划分只重视独立学科的完整性和系统性，整合医学需要消除医学教育中出现的医学专科细化和医学专业细分，以及医学知识片面化带来的影响，逐渐完成向"以人体器官和系统"为核心的医学课程转变，也是我国医学院校整合发展的重要方向。

医学整合重视把基础医学知识理论和临床实践经验充分整合，形成适应社会进步要求的先进医学知识模式，包括环境、社会和心理等很多方面。所以，要重视医学边缘学科对医学整合的贡献，要建立和完善医学学科和其他学科的整合，其中有生物信息学和材料学等，要将医学和社会以及心理等问题整合起来，逐渐形成"生物－心理－社会"的整合医学体系。

（4）医学师资水平的发展　医学整合快速发展，医学教师水平也需要大力提升，医学师资能力发展势在必行。在整合医学时代，要推动医学师资能力评估的标准化，包括医学师资条件和设置、医学教育管理和评估等，建立和完善系统全面的医学教师系统。

①大力提升医学师资水平。医学课程和医学学科整合需要医学师资团队强化综合能力和积累教育经验，这样就会增加医学教师备课的负担。所以，要适当学习国内外成功的医学教育案例，其中包括临床医务人员参加医学基础教育和病案讨论及医学试题的制订等。首先，要优化医学教师培养计划，打破传统医学授课思想，在医学课堂上采用多种多样的医学教育方式。其次，要建立和完善医学教师培养规划，以整合医学课程为基础建立和完善相应的医学教育单元，改革传统教研室间的分离，加强医学学院和医学学科之间的整合，促进医学师资水平的提高。

②重视医学教师的专业背景。众所周知"隔行如隔山"，医学是专业性很强的学科，但是，我国很多医学院校还存在非医学背景毕业人员承担医学核心课程教学任务的现象。所以，规定入职门槛，严格医学教育背景要求，建立和健全充满医学教学热情和较强综合素质的医学教师队伍是医学整合的重点之一。

（5）建立和维护友善的医疗环境　近年来各级卫生健康委员会的有关数据表明，各级医院医患纠纷等恶性事件并没有明显减少，医患关系紧张的局面并没有得到明显缓解，医患之间的信任还没有普遍建立。所以，建立友善的医患关系是医学整合的必要保障，有利于医学生开展医疗实习实践。

医患关系紧张的原因很多，如互联网背景下信息不对称造成的消极影响和患者对医疗决策权力的要求等。所以，只有医患共同努力，才能建立良好的关系。可学习国外的一些好办法，如通过协议签署和患者建立信任，让患者及其家属理解和配合实习医师的工作；同时，要提高非医疗技术的服务水平，包括医务人员的医德和态度、挂号方式和就诊时间，以及医患交流等；还要加强医患双方的法律观念，用法律法规来保护医患双方的权利，减少医院恶性事件的发生和发展。

和谐的医患关系的建立和维护需要全社会的共同努力，医务人员和患者及其家属都需要正确对待自己的身份和态度，双方要善于沟通和交流。

参考文献

[1] 樊代明.整合医学——理论与实践4[M].西安：世界图书出版西安有限公司，2018.

[2] 樊代明.HIM，医学发展新时代的必由之路[J].医学争鸣，2017，8（3）：1-19.

[3] 樊代明.整合医学——理论与实践3[M].西安：世界图书出版西安有限公司，2018.

[4] 樊代明.整合医学——理论与实践[M].西安：世界图书出版西安有限公司，2016.

[5] 樊代明.再论医学与科学[J].医学争鸣，2015，6（6）：1-16.

[6] 蒙军.整合皮肤性病学研究初探[M].北京：科学技术文献出版社，2021.

[7] 樊代明.整合医学——理论与实践6[M].西安：世界图书出版西安有限公司，2019.

[8] 杨志平，樊代明.整合医学的理论解析[J].中华医学杂志，2016，96（4）：247-249.

[9] 李迪诺，王蕾.临床教学中PBL教学模式与传统教学模式的应用[J].中国继续医学教育，2020，12（9）：18-20.

[10] 万腾，张郡，刘钦毅，等.以临床实践基础的PBL教学改革，培养高素质医学人才[J].现代医学与健康研究电子杂志，2018，2（1）：191.

[11] 董蜜兰，李静.TBL在高等医学教育中的应用进展分析[J].现代医药卫生，2019，35（17）：2717-2720.

[12] 符强.TBL教学方法在医学课程中的应用[J].科技创新导报，2019，24：208-209.

[13] 赵良平，王莉，古小松.不同教学方法在医学教育中的应用研究[J].医学信息，2019，32（19）：32-34.

[14] 李龙浩，蒋娟，岳渝娟，等.MDT联合CAM教学模式在恶性肿瘤实习教学中的应用[J].现代医药卫生，2020，36（7）：1092-1094.

[15] 刘波.基于MOOC平台的高校自主学习课程探讨[J].现代盐化工，2020，47（1）：64-65.

[16] 袁静，肖松舒，蒋小艳，等.基于大数据技术的卓越医师培养计划模式及意义[J].医学

教育研究与实践，2019，27（2）：200-202.

[17] 刘陶源，王沛. 信息一致性和决策权力对医师刻板印象表达的影响 [J]. 中国临床心理学杂志，2020，2：413-417.

[18] 王梦圆，陆雅文，黄晓光. 三甲医院门诊患者非医疗技术服务满意度及影响因素分析 [J]. 卫生软科学，2020，34（4）：40-46.

第六章　整合皮肤性病学之药学研究

目前,整合皮肤性病学已经成为我国医疗卫生领域关注的焦点,并形成广泛的共识。药学为整合皮肤性病学实现治病救人目的的重要手段和工具,我们要大力促进整合皮肤性病学事业在我国的快速发展,建立和完善具有中国特色的、基于皮肤性病学和药学整合的临床诊疗体系、药学学科建设及药学人才培养模式、传统药物创新、新药研发策略和临床用药途径。所以,在这里系统阐释了皮肤性病学和药学整合的理念和内涵,依据现在各领域皮肤性病学和药学整合的情况提出未来的发展战略,加快促进我国皮肤性病学和药学的整合、发展和实践。

皮肤性病学和药学的整合,是现代药学伴随人类对复杂性皮肤性病学认知的逐渐深入而提出的学科发展变革,是药学发展的方向和道路。促进皮肤性病学和药学整合的临床药物实践,要推动个体化药物治疗方案的落实、系统进行并完善药物服务工作、药物的合理使用;促进皮肤性病学和药学整合的创新药物研发,要创新整合药物设计思路、建立和完善适应整合药物的药物评价体系、建立和完善适应整合药物的新药评审政策;促进现代药学和传统药学的整合,要建立和完善国际承认的传统医药研究及应用规范和标准,充分发挥传统医药防治重大疑难皮肤性病及其在养生保健中的关键作用,努力研发满足皮肤性病学临床和市场要求的现代中药产品,研发应用现代先进技术和设备,培育具有较强竞争优势的中医药企业;促进基于皮肤性病学和药学整合的药品安全监督管理,要促进基于皮肤性病学和药学整合的药品质量控制、药品安全检测和药品合理使用;促进整合药学教育和人才培养,要大力培养高水平的具有综合创新能力的药学专业人才,以及高质量的具有临床实践能力的临床药学人才。

第一节　中医和西医的皮肤性病学体系

我们现在已经进入新时代,人类文明高度发达,皮肤性病学发展日新月异。世界皮肤性病学主要有两个不同的体系:一个发源于西方,最近 200 多年来,现代皮肤性病学体系得到巨大的进步；另一个发源于东方，具有几千年历史传统的中医皮肤学体系。这两种皮肤学体系，具有不同的思想和文化、不同的理论知识和医疗体系。

中西医皮肤性病学各有优势，中医皮肤性病学产生在经验皮肤性病学时期，重视整体，但分析方法不多；现代西医皮肤性病学产生在实验皮肤性病学时期，分析方法和应用是其优势，但对整体或综合分析不够关注。再深入分析和比较中医学和西医学的差异就会发现，中医学主要是整体论，具有朴素的系统论，属于复合医学体系，具有非线性哲学的多元文化，主要反映人的生命的精神方面、整体方面、动态方面，较多依靠经验的总结和类比推理；而西医学则重视还原论，而且主要是机械的还原论，是物理和化学反应的纯生物医学体系。

中医重视人的整体，重视人体多因素的互相联系和辩证思维。中医医务人员诊治疾病，他们思考的是人体的整体，而不是人体的局部，是有疾病的人体。中药一般由很多成分组成，通过多种系统、多种途径和多个靶点的调控，关注人体整体的治疗反应。而西医则更加重视人体形态和局部的诊治，关注的是疾病的直接因果，重视诊治疾病，诊治人的疾病，关注直接的疗效，靶点是比较明确的。

第二节　皮肤性病学和药学整合概述

在人类和各种疾病斗争的历史中，皮肤病引起的病情、重大传染性病的暴发等，给人类带来了无穷的痛苦。防治皮肤性病所引起的疾病离不开药物。药物在人类生存和发展中是不可或缺的重要角色。

1.防治皮肤性病中药物科学使用的重要性

皮肤性病学和药学的整合是现代药学理论和实践的革命性改革，是现代和未来药学前进的必然方向，应把整合思想融合渗透到皮肤性病学临床药物实践、传统医药创新、药学学科建设和人才培养、药品安全监督管理和创新药物研发等各方面，整合药学各有关学科的理论和实践，建立和健全推进人类健康、完善医疗体系的新型药学理论和实践体系。

在防治皮肤性病中，科学用药包括合理用药和安全用药，主要是要求临床医师要用药合理和用药安全。这其中的原因很复杂，不只是专业问题，也是严肃的社会问题。既涉及防治皮肤性病医师这个点，也构成社会这个链。如果忽视这些问题，防治皮肤性病中主观上理想的科学用药一定会导致客观上不断发生的用药不科学。

影响未来世界的社会风险和风险管理工作的主要因素有社会经济结构、环境、技术和人口。这些因素既改造了传统危害，也产生了新的灾害风险，若放任这些灾害风险因素和这些因素中的不同致灾因子之间发生互动作用，灾害风险会产生更加复杂的影响，给社会经济和科学发展造成巨大的破坏。

2. 皮肤性病学和药学整合的意义

皮肤性病学和药学的整合是指在整合思想的指导下，在皮肤性病学的基础上，以人为本，以提升临床药学服务质量、创新药物研发模式、促进中医药现代化、培养高质量药学人才、强化药品安全监督管理为核心，通过整合药学有关学科的理论和实践，消除学科壁垒，建立和完善更符合人类健康需求的新型药学理论和实践体系。皮肤性病学和药学的整合，是对皮肤性病学和药学各有关方面的理论和实践进行充分整合。这样的整合和药学学科的细化、专业的细分和技术的精细并不冲突，而是在学科、专业和技术的"精"和"细"的发展变化中回归统一；这样的整合也不是皮肤性病学和药学各专业的简单相加，而是各方面和各层次以及各领域的不断整合，是整个系统的整合、认知的整合以及思想的整合。皮肤性病学和药学的整合具有非常重要的意义。

（1）皮肤性病学和药学整合是使药物科学防治疾病的前提　人体随时都在变化，病因也随之发生改变，其相互影响和相互协调，使疾病的发生和发展变得非常复杂。所以，疾病的高度复杂性和动态性对药物的防治提出了更高的要求。药物治疗方案要依据特定人群制订，要求参考每个发病阶段、每个发病机制和具体情况，因地、因时、因人调整药物治疗方案和思路。所以，皮肤性病学和药学的整合是使药物更加科学地满足防治皮肤性病的前提。

（2）皮肤性病学和药学的整合是创新药物研发的理论来源　当前我国药物创新遇到一定的困难，新药研发能力不强，造成原研药物占比不大、仿制药物占比大。新药研发是需要长期投入的系统工程，涉及的技术含量较高、专业知识较多，需要多学科高度整合。在新药研发过程中，研究人员既要掌握药物设计和合成工艺，又要掌握有关药物的药剂、药理、行政保护和专利等各学科的知识。所以，需要各学科有机地整合、共同完成。其中，科研的突破点通常是交叉学科，多学科的交叉整合完成了各学科间的沟通和相互促进，加快了学科进步，特别是基于医学的创新药物研发。

（3）皮肤性病学和药学的整合是药物皮肤性病学临床实践的基本原则　医药科学的飞速发展，既为皮肤性病的诊疗提供了更多的道路和手段，也容易造成药物的不合理使用。现在，全球医药的发展已经从"以药品为中心，保障药品供应"逐渐转换到"以患者为中心，以合理用药为目的"。现在，我国部分地区仍然处在"以药品为中心，保障药品供应"这一初级阶段，皮肤性病学临床药学相对落后。所以，要建立和完善以人为本的药物皮肤性病学临床实践体系,从根本上改变"重药物、轻患者"的现象。

(4)皮肤性病学和药学的整合是维护人民生命健康的重要保证 生命健康是每个人生存和生活的根本,也是国家繁荣昌盛的基础。

随着自然环境的快速变化,全球皮肤性病患者不断增加,耐药病毒、耐药细菌的产生导致越来越多的并发症出现。如果从事防治皮肤性病的医务人员对其复杂性和科学性认识不够,也会出现严重问题。

我国是世界第一人口大国,许多地区的基层医疗技术需要提高。从药学的方面来看,药学还处在不充分不平衡的发展阶段,远远不能满足人民健康生活的需要。皮肤性病学和药学的整合契合了"健康中国"的国家战略,从皮肤性病科药学人才培养、药学学科建设、中医药结合、药物监督管理、创新药物研发、药物临床应用等多领域入手,全面促进皮肤性病学和药学的整合,可以为人民群众日益增长的美好生活需要提供强大的健康保障。

第三节 皮肤性病科临床上医药分离的原因和问题

1. 皮肤性病科不合理使用药物现象普遍

药物的不合理使用、药源性疾病、药疗事故的发生,与皮肤性病科医师的临床药理水平欠佳和落后的临床药学服务相关。伴随皮肤性病科药品种类的不断增加,药物的不合理使用问题越来越严重。当前,药物不良反应已经成为排在癌症、心脏病和脑卒中之后的第四大死因。根据世界卫生组织报道,不合理使用药物的患者占总使用药物人员的12% ~ 32%,其中5%左右的患者因为严重的药物不良反应而死亡;使用药物不合理造成的死亡占所有死亡人数的三分之一左右。我国药物不良反应监察中心的研究数据表明,每年的5000万住院患者中,有大约二十分之一是因为不合理使用药物造成的药品不良反应而入院的。对我国医疗事故进行分析的数据说明,因为使用药物不合理引起的医疗事故大约占五分之二。对于药源性疾病事件的回顾性分析表明,药源性疾病的发生伴随所使用的药物种类的增加而增多。听力残疾大约占我国总残疾人数的三分之一,而60% ~ 80%的听力残疾是因为使用药物不合理造成的药物性耳聋,大多数是因为抗生素的不合理使用造成的,且每年因为滥用抗生素造成的耐药菌感染会带来上百亿元的经济损失。所以,不合理用药既严重影响患者的身体健康,还会给国家带来严重的医疗负担和经济损失。

2. 皮肤性病科药物治疗效果的个体差异较大

药物有效性的个体化差异是药物皮肤性病科临床使用时极为常见的事情。如何在皮肤性病治疗中规范用药，已经成为临床用药实践中急需解决的重要难题。所以，促进培养个体化和差异化用药理念，推进皮肤性病科临床安全、经济和高效的药物治疗已经成为世界公共医疗卫生的重要工作。大量的生物医学研究显示，药物效应的个体差异受环境因素和遗传因素共同影响，其中的遗传因素对药物作用的个体差异具有决定性作用。人体内的药物转运蛋白、药物作用的受体及其他药物靶标的遗传多态性与药物效应、药物代谢酶、毒性的个体差异紧密有关，是造成药物效应个体化差异的根本原因。基因不同，则人体内有关功能蛋白的表达水平不同，造成人体对特定药物的敏感性和代谢能力也不一样，直接影响药物疗效和药物毒副作用的大小。个体化治疗的主要任务就是在合适的时间为合适的患者选择合适的药物。所以，对于不同的患者，应确定遗传因素和药物效应个体化差异间的关系，为患者的个体化合理用药提供科学的依据，可以帮助患者选择合适的药物及其剂量，以提升治疗效果；避免使用昂贵的药物，以减轻患者及其家属的经济负担；避免选择容易造成患者过敏的药物，从而减少或避免药物不良反应的发生和发展。

3. 皮肤性病科药学服务体系不健全

伴随社会和经济的快速发展，人民群众对生命健康的需求迅速提升；但是，我国人口老龄化现象的严重趋势和周围环境污染问题的逐渐加重，使慢性皮肤性病的患病情况日趋严重，造成更多的人群长期使用多种药物治疗和预防保健。新药的不断涌现让用药变得越来越复杂，所以，怎样更安全、经济和高效地使用药物已经成为人民群众普遍关心的事情。我国的皮肤性病科临床执业医师依法取得药品处方权，皮肤性病科执业医师的药学知识储备决定着患者药物使用的合理性和准确度。皮肤性病科执业医师学习药物知识的途径主要包括查阅药品说明书、药学书籍和期刊。而我国的大多数皮肤性病科药品说明书没有明确的药物相互作用、药代动力学、毒理和药理的研究数据和资料，这为药物的合理和准确使用带来了很多问题。

20 世纪 90 年代，美国的学者 Hepler 和 Strand 提出了"药学服务"概念，并提出其定义为：药师为了提升人们的生存质量这一美好目的，运用药学专业知识向医务工作者、患者及其家属提供直接的、负责任的、和药物治疗相关的各项活动和服务。药学服务有利于患者安全、经济和高效地使用药物，在提高患者的生存生活质量、维护人类健康和建设健康中国方面起到重要作用。现在，我国的皮肤性病科药学服务水平仍然处在初级水平，有如下问题亟须解决。

第一，皮肤性病科药学服务的需求逐渐增加。伴随人民群众生活水平的逐步提升、自我生命健康理念不断加强，患者及其家属对皮肤性病科药学服务的需求也快速增加。最近几年，对我国居民合理使用药物情况的调查研究数据表明，大多数居民科学使用药物知识匮乏，不合理使用药物情况普遍存在。患者及其家属最关注的是药品的治疗效果，很少关心药品的不良反应和药品安全性。药师能够提供高效、直接和便捷的药学服务，方便居民经济、合理和安全地使用药物，满足患者及其家属对药学服务的需求，有效减少不合理使用药物而造成的药源性疾病的发生和发展。

第二，皮肤性病科药学服务模式比较落后。在我国医院药学的工作中，药品调剂岗位大约占 65.4%，医院制剂岗位大约占 11%，管理岗位大约占 7.5%，药品采购供应管理岗位大约占 7%，临床药学、教育、科研和药学信息岗位大约占 6%，其他的占 3.1%。我国社区的药学服务仍然以处方调配为主要内容，社区药房药师依据医师处方调配药品。在传统医疗模式的限制下，药师在皮肤性病科医疗实践中的地位往往不被重视，皮肤性病科药学工作的技术内涵被淡化。患者及其家属和药师沟通交流的机会很少，他们除了可以从药品说明书上了解到简单的药品使用信息，药物咨询等服务通常由医护人员承担；但医护人员对使用药品的知识有限，不可能全面掌握药物的详细情况，尤其是一些新药和特效药的药理情况和不良反应等。以上这些问题造成了皮肤性病科药学服务发展的艰巨性。

第三，皮肤性病科药学服务缺乏标准和规范。现在社区药学服务多处在自发组织的状态，缺乏统一的政策性规范。不同地方的药学服务水平不一样，有的地方还没有开展最基本的药学服务。只有建立和健全完善的皮肤性病科药学服务标准、系统的药学服务机制、科学的药学服务评价体系、培养高质量的皮肤性病科药学服务人才队伍，才能推进皮肤性病科药学服务系统的长期发展，为人民群众提供更优质的健康服务。

第四，皮肤性病科药学服务对象对用药知识不明确。伴随我国人口老龄化问题逐渐凸显，皮肤性病患者呈现逐年增多趋势，老年皮肤性病患者和多发慢性皮肤性病患者越来越多，很多患者需要长期服用多种药物来治疗。但是，这些患者及其家属大多并不了解自身疾病状态和药物治疗的有关知识，有时随意调整治疗药物的种类和剂量；有的还出于节约药费开支而服用过期药物，造成巨大的健康隐患。此外，由于儿童的免疫力低下、排泄药物和肝肾代谢的能力较低，他们在服用药物时需要特别注意治疗药物的种类和剂量以及服用方法。所以，这些患者更加需要科学的皮肤性病科药学服务，从而保证药物的合理使用。

第五，药师人才队伍建设迟缓。药师作为皮肤性病科药学服务工作的主体，左右着我国皮肤性病科药学服务工作的服务质量、发展前途和发展速度。在皮肤性病科药学服务中，高水平的药师通过参加皮肤性病科临床药物治疗实践，可以为皮肤性病科医师确定治疗使用药物的决策，提供宝贵的意见和建议。皮肤性病科医师和药师的合作，可以在提高药物治疗水平和药学服务质量上起到关键作用。但是，比较缓慢的学科建设和人才培养方式限制了皮肤性病科临床药学服务的发展。现在，药师工作虽然得到了医药卫生界的承认，但由于我国传统药学工作方式的制约，皮肤性病科临床药师的工作还没有获得同行的普遍认同；部分药学专业工作人员的知识结构的不合理、临床工作经验和诊疗知识的不足等，也造成药师不能很好地完成指导皮肤性病科临床使用药物的重要任务。其中，很多药师继续教育意识不强，机会也不多，所以不能更好地进行专业知识和实践技能的传承和发展，其知识层次和服务能力难以满足人们对皮肤性病科药学服务的需求；皮肤性病科临床药师的权利和义务以及法律责任不明确等，也造成其工作进展不快、技术含金量不够、专业知识性强的项目不能大力推广等问题。

第六，皮肤性病科药师数量严重短缺。在国外，很多医院科主任查房后制订出临床治疗方案，然后需要执业药师审查或需要经过执业药师查房。我国从事防治皮肤性病的执业药师的总人数以及在总人口中所占的比例和发达国家相比都相差较大。在我国东中西部还存在发展和分布不均衡的现实问题，大约70%的执业药师分布在东部发达地区，而中西部地区的执业药师较为匮乏且整体业务水平还不高。我国的社区药房也严重缺乏具有执业资格的药师。在我国农村地区，因为医疗卫生机构和社区药房资源不足、人员有限，这样的短缺情况更为突出。

第四节　推进皮肤性病学和药学整合的临床使用药物实践

我国的优质医疗资源不足，导致难以彻底解决看病贵和看病难等社会问题。整合皮肤性病学为皮肤性病科临床治疗中的药物使用提供了更加合理的思维方法和工作准则。要建立和完善"患者–疾病–药物"的整体治疗思路，而不是"症状–靶点–药物"使用药物的原则，可提高皮肤性病科临床治疗中药物应用的安全性和高效性。所以，用整合观的理念指导皮肤性病科临床使用药物将为患者提供更加具有针对性的医疗卫生服务，为推进皮肤性病学和药学的有效整理，提出以下建议。

1. 我国有关防治皮肤性病的药物市场管理有待加强

现阶段我国有关防治皮肤性病的药物市场管理有待加强，有时存在药物定价虚高、压价促进销售、高额折扣、药物回扣等不良风气，造成我国有关防治皮肤性病的药物市场管理比较混乱。药厂和医药公司的药物促销人员大量进入有关医院和科室，想方设法地影响或干预专业医师的处方行为，造成了我国有关防治皮肤性病的用药不科学，形成我国有关防治皮肤性病的专科用药不甚合理和安全。相关部门对医药公司和药厂的管理不是很到位，对规范药物销售市场不是很严格，对药物不良反应及药物滥用的监管机制、体制和法制不是很健全，重视不够，以上这些都是我国防治皮肤性病用药不是很科学的重要原因。前几年发生的长春疫苗事件就是一个典型案例，给全国人民敲响了警钟。

2. 我国防治皮肤性病专科药物自主研发能力有待提高

药物是人类永恒的需求品，近年来，我国防治皮肤性病专科药物生产年增长率高达 20% 左右，远高于国民生产总值的增长速度，其中只有大约 3% 的药物是自主研发的，其余大约 97% 的药物是仿制国外产品的。尽管我国很多地方把药物生产列入重点发展行业，和医疗器械生产一样，我国缺乏药物自主研发的能力。专业药厂虽然很多，但生产能力较为低下。其中一个原因是我国很多药厂不愿意投入资金进行药物研发。在国外，很多药厂的研发投入占销售收入的 10% ~ 15%，而在我国只有 1% 左右。这样导致我国防治皮肤性病的专科药物质量不太高，同时有假药、劣药，药害事件也时有发生。

3. 促进制订整合皮肤性病学的个体化药物治疗方案

制订最好的个体化药物治疗方案，需要深入研究药物药理学和患者病理生理学间的互相影响关系。药物的药理学作用包括靶标的暴露、药物和靶标的结合以及靶标的激活，而这些过程都受到药物对靶标作用的特异性和患者对药物敏感性的调控。如何在人体细胞、组织、器官和全身水平调控药物药理学功能和人体病理生理生化网络的互相作用，将最终决定患者的治疗效果。

（1）精准诊断有助于选择更加个体化的治疗药物　精准诊断是个体化药物治疗的关键。个体化医疗中的先进技术提供了可以从患者的血液和细胞中收集大量功能数据的工具，把这些数据准确地整合到综合的多元化疾病模型中，可以提高皮肤性病科临床治疗中识别突变信息的能力，为选择药物提供更准确的依据，为患者带来更佳的预后。

其中，基因监测对于个体化治疗的重要性逐渐显现。现在，基因测序已经成为有的皮肤性病在预防、诊断和治疗阶段最重要的医学突破，可以实现对部分疾病的预警、预测和预防等作用。人体内共有大约 3 万个基因，除外伤和有些常见的外在因素造成的皮肤性病外，皮肤性病的病因大多和基因异常相关。基因的变化会造成相应的蛋白质或酶的功能发生变化，诱发人体细胞、组织和器官功能异常，引起皮肤性病。新一代基因测序技术（NGS）为复杂性皮肤性病的遗传学筛查和诊断提供了更精准的方法，也为药物的靶向治疗提供了更精确的依据。分析全基因组表达方法既可以确定皮肤癌的诱发因素，预测潜在的治疗靶点，也可以监测该诱发因子对治疗药物的作用。NGS提供了监测免疫系统生物标志物以分析 T 细胞抗原受体的方法。利用 NGS 对正常细胞的配对基因进行全基因组测序来识别基因突变，通过追踪克隆结构和肿瘤进化情况，为选择靶向治疗药物提供参考。把全基因组测序、外显子测序和转录谱分析相结合的整合基因检测策略，在 4 例肿瘤患者中精准地识别出了基因组的改变，其表明使用已经批准上市或正在皮肤性病科临床试验的药物作为靶向药物治疗特定患者具有潜在效果和更好的预后。

单细胞质谱流式术（CyTOF）可以更加精细地区分和描述细胞表型，可以对癌细胞进行深层表型分析，比传统的流式细胞术具有更全面的诊断、分析和监测能力，广泛用于生物标志物的监测、有效药物的筛选以及使用药物后的免疫监测等过程。金属同位素标记技术和激光消融成像技术相整合，通过免疫组化技术在很大程度上提高了空间分辨率，提高了对细胞表型特征的诊断能力，可以精准地描述皮肤癌状态和肿瘤细胞异质性，有助于皮肤肿瘤细胞和治疗药物达到最大限度的匹配，最大限度地抑制皮肤肿瘤的生长，从而延长患者的寿命。

药物基因组学是采用基因多态性预测药物反应个体特性的方法，如患者药物代谢速度的情况、患者对药物的反应等。但是，患者的基因型并不能代表其基因的功能表型，也不能提供有关患者当时病理、生理状态的有关信息。药物代谢组学是研究药物药理学和患者病理生理学间互相作用的学科，它属于代谢组学的分支学科，通过对内源性代谢物的检测，提供对人体个体当时代谢状态的直接解读，所以，在揭示药物代谢动力学和药效学的人体个体之间的差异性方面更加具有优势。现在，药物代谢组学的研究主要包括内源性代谢产物的鉴定，用于预测人体个体的药物效应动力学特点；内源性代谢产物和代谢途径的识别，用于预测人体个体的药代动力学特点；鉴定患者内源性代谢物的生物标志物，用于监测人体个体疾病进程和药物疗效。

（2）制订"以患者为中心"的个体化整合皮肤性病学用药指导　皮肤性病科个体化整合治疗的飞速发展，为皮肤性病治疗提供了更精准的道路和模式。药物应用的合理性、针对性和有效性是现在皮肤性病科个体化药物治疗工作中需要面对的首要难题。皮肤性病科个体化药物治疗工作应该践行"以患者为中心"的指导原则。但是，"以患者为中心"的临床使用药物工作，是包括方面较广泛、需要逐渐健全、坚持不懈去完成的长期工作。皮肤性病科个体化治疗既要高度关注为患者选择合适的药物、合适的剂量和合适的服药时间，还要采用复杂和科学的方式在皮肤性病的早期就观察出患者还没有表现出来的病理症状，有利于尽早采取针对性的预防办法，从而逆转患者的病理变化和皮肤性病进程。"药物－基因谱－疾病谱"的分子匹配将为皮肤性病的治疗和疗效评估提供新的标准。总而言之，皮肤性病预防性、预测性和个体化的药物治疗是提高皮肤性病医疗服务质量针对性和医疗保健水平的重要目标。

以皮肤性病肿瘤的治疗作为例子，用单克隆抗体组成的常规靶向治疗已经成为皮肤肿瘤个体化治疗中不可或缺的主要部分，其明显减少了化疗药物因为特异性比较差而造成的不适反应，提高了患者的生活质量。肿瘤靶向治疗彻底改变了肿瘤药物治疗工作，可以通过"药物－肿瘤特定诱发基因"匹配的方法为皮肤肿瘤的个体化治疗提供途径。靶向治疗的有效性，部分原因是解决了皮肤性病肿瘤发病中单个基因突变的问题。但是，在特定情况下，皮肤性病的靶向治疗方式也没有疗效，可能是因为在皮肤性病肿瘤细胞中基因突变的种类会明显增多。所以，"以患者为中心"的皮肤性病靶向治疗药物要考虑不同患者皮肤性病肿瘤发生的复杂性和肿瘤细胞的异质性。依据患者个体差异采用整合治疗模式，协调配合解决皮肤性病肿瘤致病基因的复杂性和皮肤性病肿瘤细胞异质性及耐药性等问题。现在的数据说明，皮肤性病科个体化整合用药策略可以明显提高皮肤性病肿瘤患者的存活率。多种治疗方法或药物可以整合应用在皮肤性病肿瘤患者的个体化治疗方案中，如把小分子药物、双特异性抗体、免疫疗法和单克隆抗体药物等进行合理的和有针对性的整合使用，有利于患者获得更好的疗效。基于更加精细的皮肤性病肿瘤特征可以进一步精准靶向药物的联合靶标，为制订整合使用药物方案提供更加准确的依据，给皮肤性病肿瘤的诊疗带来新契机。

皮肤性病科个体化整合治疗主要解决方案的目的是把药物的作用和人体的病理状态两个复杂系统进行最佳匹配，包括皮肤性病患者的疾病特点和对药物的反应特征。为了提高疗效，匹配过程必须尽量扩大适配药物的范围，这就提高了进行匹配的难度。应对这种困难的办法之一是建立标准化的系统和算法，使这些复杂的数据集变为标准化，并依据皮肤性病科患者的自身特征进行统计测试，依据系统模式进行最佳匹配。这种方法提供了快速扫描化合物库，并不是依据特定患者的疾病特点选择最佳治疗药物。为了使药物和皮肤性病肿瘤的匹配过程更加快速简便，可以从大量的公众数据中收集并提取药物反应档案，如在一种药物的干预下全基因组的转录变化概况、高通量皮肤性病肿瘤细胞系筛选中编制的药物基因特征数据库和药物敏感性数据库。将这些药物反应谱和皮肤性病科者的肿瘤特异性分子谱进行匹配，以生成推荐治疗药物列表。再把这些建议和现有的关于该皮肤性病的公共数据、疾病特异性转录谱及其基因信息相整合，为皮肤性病的治疗提供更加详细的背景和基础。医师在为皮肤性病患者开具治疗药物时，应该优先考虑所匹配的最佳药物。伴随先进分子技术和测序成本的减少，单个细胞的深入分析、皮肤性病肿瘤细胞 DNA 的定量和分析，以及治疗药物谱和疾病谱的分子匹配将为皮肤性病肿瘤等疾病的个体化整合治疗提供新的参考标准。

（3）皮肤性病基于基因的整合靶向药物策略　用由化学药物和单克隆抗体组成的常规靶向癌症治疗，已经成为皮肤性病肿瘤治疗中不可或缺的重要部分。皮肤性病肿瘤靶向治疗从根本上改变了皮肤性病肿瘤药物的治疗工作，可以通过"药物 – 皮肤性病肿瘤诱发基因"匹配的方法为皮肤性病肿瘤的个体化整合治疗提供新方式。到现在为止，有很多种化合物可以适用于特定类型和特定诱发基因的皮肤性病肿瘤的治疗，还有多种药物正在进行皮肤性病靶向治疗的临床试验评估。

靶向治疗有效的部分原因在于其解决了皮肤性病肿瘤发病中单个基因突变的问题，而基因突变也是皮肤性病肿瘤发生的主要诱因。这些突变可以通过以下方式促进皮肤性病肿瘤生长：第一，破坏靶蛋白结构，破坏药物和靶蛋白的结合而使药物失效，从而使癌细胞存活和生长；第二，激活其他信号通路或修改基因表达模式以补偿药物诱导的靶蛋白功能缺失。所以，皮肤性病肿瘤的个体化治疗应该采用整合治疗方法，以共同协调解决皮肤性病肿瘤发生的复杂性和皮肤性病肿瘤细胞的耐药性。现有数据显示，整合皮肤性病学可以明显提高皮肤性病肿瘤患者的存活率。多种治疗方式应该整合应用在治疗方案中，如双特异性抗体和合成生物学、免疫疗法、单克隆抗体药物、小分子药物等，进行多种方法联合使用，有利于皮肤性病科患者获得实质性的疗效。皮肤性病科临床数据也证明了这一观点，如采用抗 CTLA4 抗体联合靶向二抗以阻断联合刺激可以增加皮肤性病肿瘤消除。基于更加精细的皮肤性病肿瘤特征可以改善精准靶向药物的联合靶标，有助于皮肤性病肿瘤患者的治疗和预后。

第五节　探索防治皮肤性病科学用药的方法

1. 皮肤性病中不科学用药的危害

在防治皮肤性病的初期，临床用药的随意性、试验性和经验性，是造成治疗效果较差、治疗风险较大、药物成本较高的重要原因。在防治皮肤性病的初期，到正规医疗机构诊治皮肤性病的患者只有总数的 60% 左右，其中又只有一半的患者接受了符合临床诊疗指南要求的正规药物治疗，大约 1/5 的皮肤性病患者的诊治属于过度治疗或滥用药物。

防治皮肤性病的不科学用药，还可能导致难治的药源性疾病，会损害皮肤性病患者的身心健康和人口素质，可能造成部分皮肤性病患者出现良恶性肿瘤、精子质量下降、不孕不育症、胎儿畸形或畸胎等。用药不科学甚至会导致患者残疾或死亡，危害巨大。

2. 促进整合皮肤性病学药物合理使用的方法

伴随我国人口老龄化的加重及多发慢性病发病的增长，皮肤性病科药物的整合使用越来越多。尽管对有复杂皮肤性病的患者进行科学的整合药物治疗可以改善患者的预后，影响皮肤性病的进展，以及患者的生存质量和期望寿命，然而，多药物整合治疗也可能大幅度增加药物不良反应发生的风险，有些不良反应的危害足以造成患者入院治疗甚至死亡。所以，基于整合皮肤性病学的药物合理使用要以皮肤性病的临床表现为依据，使用药物要做到有理有据。临床药师要认真审查皮肤性病患者的整合使用药物的方案，保证整合药物的使用要在有明确的适应证时，并且要明确告知患者其治疗方法可能产生的好处和不良反应，强化皮肤性病科药物的合理使用，提升患者对药物合理使用的认识。

（1）建立和完善皮肤性病合理使用药物的专业工作基本准则　皮肤性病科合理使用药物的基础，首先，要建立和完善合理使用药物的临床指导和科学依据，明确什么是合理使用药物、怎样使用药物才是合理使用、怎样评估药物使用的合理性；其次，要建立和完善合理使用药物的监督管理标准和机制，明确合理使用药物由谁监督管理、怎样才能高效监督管理医务工作者认真遵守合理使用药物准则；再次，要建立和完善合理使用药物知识体系，明确怎样不断收集、总结和提炼合理使用药物知识，怎样把分散的合理使用药物知识整合为系统的皮肤性病科临床实践和规范；最后，要建立和完善合理使用药物人员的教育培训制度，明确怎样培训使用药物人员、怎样评估医务人员的治疗行为、怎样更好地实现合理使用药物。在皮肤性病科整合医疗保健系统中，要在整合皮肤性病学指导下尽早建立和完善其工作标准和指导准则，用来作为合理使用药物的专业工作基本准则。

（2）皮肤性病科多发疾病患者的整合使用药物　皮肤性病科药物联合使用的目的是改善患有多种慢性皮肤性病人群的预后，减少其急性并发症风险，从而提高其生存质量。但是，对于年老体弱的多发性皮肤性病患者，联合使用药物会增加药物的潜在风险。所以，优化药物的整合使用，减少因为不适当或不必要的药物使用给患者带来健康风险，已经成为皮肤性病科医务人员主要关注的事情。整合使用药物并不是单纯的联合使用药物，不是在患者没有取得药物预期疗效的情况下仍然坚持使用多种药物，而是针对自身疾病比较复杂的，依据现在确切的临床证据采用的优化药物治疗措施。具体方法如下。

①在确定多发疾病皮肤性病患者的整合使用药物方案时，要考虑多发性疾病的所

有有关因素，例如：联合治疗方法的好处、是否存在药物相互作用、药物不良反应的风险怎样、是否存在过度治疗等。此外，还要考虑皮肤性病患者的基本健康状况怎样、采用哪种治疗药物及它们怎样相互作用、怎样影响皮肤性病的预后；该患者的个人需要、健康重点、治疗偏好、生活方式和生活目标等；患者在现在健康状况下，用该药物治疗潜在的好处和可能发生的风险；患者可以承受的治疗药物的经济负担、超出预期的不良反应等。医师和药师在多发疾病皮肤性病患者的使用药物管理和指导过程中要考虑所使用的这些药物对皮肤性病患者可能产生的影响，综合分析药物的治疗效果，预测药物治疗可能带来的效果；对皮肤性病患者进行使用药物监护，及时进行有关的阶段性使用药物后检查，及时评估处方疗效，根据监测和检查结果对处方进行修改和完善。

②医疗卫生系统和专业协会要制定用于管理多发疾病皮肤性病患者的药物治疗指南，来指导整合使用药物。医疗机构要有适当的系统来定期监护患者的使用药物，药师、护师和医师助理等医务人员可以帮助医师承担监护皮肤性病患者使用药物的责任，推进这种监护方法的顺利进行，帮助其有更多的时间来专注于合并复杂疾病的皮肤性病患者。

③完善社区医疗环境、加强初级卫生保健工作，可以明显减少药物整合使用的风险，完善慢性皮肤性病、多发皮肤性病和老年皮肤性病对多药物的适当联合使用。有关调查表明，初级卫生保健的干预使不良反应发生风险较高的联合使用药物处方减少了37%，明显减少和药物使用不当有关的紧急住院率。

此外，还有中西药并重防治皮肤性病，我国初步总结了一些宝贵经验，还需要通过科学研究继续做好总结和规律提炼。防治皮肤性病，中医药可以全疗程、全方位发挥作用，但还是提倡中西医并重治疗。中医和西医各有所长、各有侧重，优势互补可以协同增效。中西医并重防治皮肤性病要一切以皮肤性病患者获益最大化为基本原则。当然，防治皮肤性病越早越好，要注意观察病情发展情况，及时调整用药，阻抑病情恶化发展。

（3）强化皮肤性病整合药物治疗的医患沟通　评价皮肤性病整合药物治疗的风险和收益是皮肤性病整合药物治疗监护的重要内容，也是皮肤性病"个体化药物治疗"的基本需要。整合使用药物皮肤性病患者中，发生药物不良反应的风险较高。这是因为其一般会长期使用多种药物，然而，多数患者在皮肤性病治疗中并不知道其长期使用药物的不良反应；医师在开具新处方时，一般也不会向患者传达与药物不良反应相关的重要信息。所以，要加强和完善皮肤性病整合药物治疗的医患沟通。

在开具处方时，执业医师或药师要将药物的基本信息、使用方法和注意事项等基本常识告知皮肤性病患者。反过来，对皮肤性病患者的使用药物教育又可以改善医师的使用药物指导。对于慢性皮肤性病患者，要及时记录、管理和评价其使用药物的不良反应，鼓励患者向医师说明药物的不良反应。在最近几十年里，医疗保健已经逐步从皮肤性病的应对性转变为参与式、个体化、预防性和预测性的药物护理。这种新的医疗保健方法最终将为皮肤性病患者和医师提供针对每个人的独特的健康状况的有关信息，这些信息可为进行皮肤性病个体化药物治疗提供参考。还要鼓励皮肤性病患者和具有其类似状况的其他患者沟通交流，并从其他患者的经验中学习自我药物管理。

医疗电子病历的快速发展和广泛应用，使医务人员对皮肤性病患者的监护更加直接高效，尤其是在多药物处方的医疗过程中。通过电子病历，医务人员可以确定药物的不良反应和并发症发生风险较高的皮肤性病患者。智能手机的普及和使用改善了皮肤性病患者和医务人员之间的交流，增进了人们对其疾病和诊疗方案的认识，并保持对皮肤性病患者使用药物变化的记录和追踪。从长期来看，人工智能和皮肤性病临床决策支持系统的引进和发展也有可能完善处方形式、提高处方质量并最大限度地减少皮肤性病整合药物使用的风险。

（4）医疗卫生机构水平的互相协调　医疗卫生机构间的互相协调，可以确保皮肤性病患者在急诊入院时或出院后能够建立和初级保健团队（包括家庭和社区）的联系，加快交流疾病的变化、药物应用情况，分析皮肤性病变化及其发生原因。在此环节，医疗卫生机构间需要更好的协作，来制订更安全的入院和出院措施，减少药物有关风险。高效和及时的协调可以减少和药物有关疾病的发生和发展。可以参考的建议有：药师要主动参加皮肤性病患者入院和出院交接过程，认真告知皮肤性病患者及其家属和医护人员使用药物注意事项和有关信息，确保皮肤性病患者明确以后的药物治疗方案；在药物治疗过程中，要亲自或通过电话进行药物治疗情况的随访，来保证高风险患者的药物治疗状况和后续安排；进行药物核对，验证皮肤性病患者的药物清单，及时进行药物的添加、停用或更改；确保把皮肤性病患者的详细信息及时传达给有关医护人员、初级保健团队和患者家属，确保在后续的药物治疗中有计划地安排。

3. 系统开展并完善药学服务工作

（1）要制定并健全与药师有关的法律和法规　我国有两种类型的药师资格制度。一种是药师专业资格体系，通过国家执业药师资格考试的药师可以取得执业药师资格证书，在省级监督管理机构注册后，可以在生产、分发或使用药品的机构中工作。另一种是专门服务于医疗机构、接受国家卫生健康委监管的认证系统。这种系统依据教育背景、工作经历和专业技能把药师分为不同级别：主任药师、副主任药师、主管药师和助理药师。然而，我国现在还没有制定任何有关药师的法律和法规以规定药师必须提供药学护理等服务的责任和义务，这严重阻碍了药师提供临床药学和药学护理服务的主动性和服务技能的提高。所以，要制定并健全我国药师有关的法律和法规，从而明确规定提供针对皮肤性病患者的药物护理服务是药师要担负的主要职责之一。

（2）制定并完善我国皮肤性病药学服务工作标准　现在，我国的皮肤性病的药学服务还处在初级水平，制定皮肤性病药学服务工作标准是提高药师服务意识、促进服务工作的关键。政府有关机构、医疗卫生机构、管理部门、制药单位、社区药房和其他保健机构要一起合作，共同努力，制定并完善我国的皮肤性病药学服务工作标准，来确保医疗卫生机构和社区初级卫生保健单位中的皮肤性病药学服务工作的正常进行，提高药学服务水平。卫生部门要定期开展培训项目，来保证所有药师都能认真执行皮肤性病药学服务工作标准，遵照执行药物护理工作、提高皮肤性病药学服务质量。

（3）建设高水平皮肤性病药师团队　在新的政策指引下，药师将更多地参加并指导皮肤性病药物治疗工作。所以，药师要重视提高皮肤性病理论知识水平和工作技能，来确保能提供高水平的皮肤性病药学服务和药物护理。但是，现在执业药师的准入门槛较低，很难满足人们逐渐增加的对皮肤性病药学服务的需要。所以，对更多的药学技术人员进行继续教育和工作技能培训，使其能更好地完成本职工作也很重要，将为药师在皮肤性病患者使用药物咨询和护理中提供更多的知识积累和工作技能，有利于建设高水平的皮肤性病药师团队，来提供更高水平的皮肤性病药学服务。为了提高人们对皮肤性病药师服务价值的了解，并保证药物护理的长期工作，有关部门要更加重视社区药品服务中皮肤性病药师适当的工资，这也是药师提供高水平皮肤性病药学服务的重要动力源泉。

（4）广泛开展皮肤性病药学服务　现在，皮肤性病药学咨询服务还处在初级阶段，怎样基于现在的治疗指南基础开展药学咨询服务仍然处于研究阶段，咨询服务的具体形式也基本没有参考标准。为了提高人们对药师在皮肤性病医疗保健工作中的了解，药师要广泛开展组织公益活动，提高药师对我国皮肤性病医疗体系潜在贡献的了解，提供更多开展皮肤性病药学服务的机会，来满足社区群众在药品合理应用方面的大量需要。

第六节　基于整合皮肤性病学理念的创新药物开发

创新药物开发既反映我国制药工业的实力，也直接影响皮肤性病的预防水平和诊疗效果，对"全民健康"具有重要的战略价值。现在，我国的皮肤性病开发模式存在很多问题，急需促进基于整合皮肤性病学理念的新药开发体系。

1. 皮肤性病创新药物开发中医药分离的原因和问题

（1）皮肤性病药物研究和开发中的"单一靶点"学说 最近十几年来，皮肤性病药物开发几乎都集中在发现或设计作用在单一靶点的高选择性配体药物分子。但是，皮肤性病临床工作显示，对于复杂性皮肤性病，单一靶点的药物很难起到较好的疗效，有的还会造成严重的不良反应。造成这种现象的原因，首先可能是因为复杂皮肤性病的病理过程受到很多因素的影响，伴随人体多组织器官的共同改变，包括人体有关信号调节网络和多重靶点的变化，单一靶点的药物不可能同时影响或纠正这些系统性的异常而造成药物失效；另外的原因是抑制单个靶点的药物通常会造成细胞代谢系统的不稳定，皮肤性病药物和靶点间的高度亲和使细胞正常的生理功能受到影响，引起明显的毒副反应。基于复杂皮肤性病的整合性、多表型、多因素和动态变化特征，其发病机制的多途径和多因素特点，只有通过对调节网络、信号转导途径和多种分子机制的整合，才能系统和全面地影响复杂皮肤性病的产生和进展过程。

（2）有限的皮肤性病传统药物效应评价模式 皮肤性病药物临床前研究是皮肤性病药物临床研究和后续临床应用的前提条件，但是，基于人体细胞或组织培养的离体实验方法无法做到全面评价生物系统中复杂的生理和生化调节过程。所以，以动物模型为主要研究对象的药物临床前研究是进行药效评估时必需的阶段，它代表了分子水平的发现和治疗方法的临床工作间的桥梁。但是，有关研究数据表明，经过动物实验验证为安全和有效的药物中，有大约92%在临床试验中因为毒性或无效而被淘汰，还有剩下的8%左右的药物中有一半由于引起比较严重的不良反应而被撤销许可或限制使用。不恰当的动物模型使越来越多进入临床试验的药物以失败而告终，特别是针对慢性皮肤性病和复杂皮肤性病的药物。这就是转化医学发展较慢和效果较差的因素。所以，动物模型的有效性对于药物的临床前药效学评估很关键。现在，临床前采取的动物模型通常是复杂皮肤性病的简化模型，然而，简化模型不能整合复杂皮肤性病的所有特征，没有办法把皮肤性病临床、病理、心理、社会和环境等因素全部考虑在内，缺少环境因素、遗传相似性、性别、合并症、年龄和病程的综合影响。所以，很多药物在以人为对象的皮肤性病临床试验中并没有表现出和以动物为对象的临床前实验中相同或相似的反应而宣告失败。还可能会存在一些药物因为在动物实验中没有表现出显著治疗效果而停止在临床前研究，然而，这些药物不一定对皮肤性病没有疗效。

（3）落后的皮肤性病药品评审政策 现在，我国的皮肤性病新药评审政策还存在一些问题：第一，申请皮肤性病药品评审的材料质量有待提升。注册申请资料有待完善，常出现评审过程需要多次补充完善的情况，严重影响评审效果。第二，皮肤性病药品评审技术工作者严重短缺。皮肤性病药品审评中心的人力资本量和审评任务量间的配比严重不平衡，造成急需的皮肤性病新药上市审批时间太长。第三，皮肤性病药品开发机构和科研人员不能申请皮肤性病新药注册，影响他们对皮肤性病药品创新的主动性。第四，因为流程中存在的一些障碍，造成我国皮肤性病药品审评速度放慢，药品审评工作滞后。

2. 创新皮肤性病整合药物设计思路

皮肤性病临床实践是检验皮肤性病药物治疗效果的最终标准。皮肤性病的产生和发展伴随着多个基因突变、多种蛋白表达异常、多个细胞组织功能失调和多个器官系统运行障碍等环节。纠正一个异常环节，其他的异常环节会代偿性地产生致病作用。基础医学和生命科学研究的成果发现了大量的可以调控皮肤性病进展和过程的分子或蛋白，可以作为皮肤性病治疗和药物开发的靶点。然而，皮肤性病的整合性使单纯靶向于单个分子和蛋白的药物和临床治疗手段在诊疗中不能兼顾。所以，有潜力的皮肤性病新药不应该是对抗特定的致病靶标，而应该具有多靶点效应，就是可以通过影响多靶点纠正人体的整体异常，使人体各系统的生理功能整合在一起。在基于整合皮肤性病学理念的新药开发中，要重视药物设计的原则性转变，就是单成分药物向多成分药物的转变、单靶点药物向多靶点和网络调节作用药物的转变、从注重药物化学成分向注重药物整体效果的转变。

（1）针对复杂皮肤性病的多成分和多靶点药物研发 在 20 世纪，"单体药物特异性激活或者抑制靶标分子"成为研发皮肤性病新药的主导思想和主要方法。生物医学希望通过寻找皮肤性病的关键调控分子来说明病因，然后把其作为皮肤性病治疗药物的靶标。然而，在后基因组时代，研究发现很多高发皮肤性病，是在不同的生理、病理、环境和生活方式等因素的参与下产生和进展的。所以，单靶点和单成分皮肤性病药物对复杂生物调节网络所调控的复杂皮肤性病的疗效不理想。那些即使通过离体细胞或大体动物筛选和验证为有效的单体化合物，也可能因为人体内皮肤性病有关的基因、蛋白和其他分子之间复杂的相互影响而失去应该具有的治疗效果，停止临床研究。正因如此，多靶点和多成分皮肤性病药物的优势明显，成为皮肤性病药物研发的新思路。

多靶点和多组分皮肤性病药物采用多种元素，针对诱发皮肤性病的多种关键基因和蛋白起到协同和整合作用，其目的在于纠正人体整体异常，改善皮肤性病患者的预后。

多靶点和多组分皮肤性病药物的研发思路主要有三：第一，基于皮肤性病临床工作的经验性药物组合，筛选并优化长期医疗工作中已经研发的协同组合药物；第二，筛选皮肤性病传统中药组方活性化合物，通过建立和完善多组分皮肤性病药物的定量构效关系，研发出成分更确定和更高效的多组分皮肤性病药物；第三，基于代谢组学、蛋白质组学、基因组学和DNA测序的皮肤性病药物靶标识别和药物作用效果评估，来描述多组分物质的潜在药理机制，鉴定多组分皮肤性病药物的靶标基因和分子标志物是否受到了特异性调控。对特定皮肤性病的分子调控网络的深入研究，也会为研发与之相互影响的多组分皮肤性病药物提供参考。

（2）基于皮肤性病临床治疗效果的反向药物研发　基于皮肤性病临床治疗效果的新药研发，就是从已经具有确定皮肤性病临床治疗效果的组方药物反过来研发新的化合物和新的组分，再重新进行整合和配比，使药物治疗效果更明确、物质基础更确定，是中药创新的新策略。复方中药在皮肤性病临床使用最广泛，有大量的皮肤性病临床工作证据。把这些皮肤性病临床有效的复方药物作为基础，反过来研究其药效物质基础、安全性和作用机制等是研发新药或新药组分的重要方法。屠呦呦研究员从青蒿中发现青蒿素就是基于皮肤性病临床治疗效果反向研究药物疗效物质基础的成功典范。基于皮肤性病临床治疗效果的多靶点中药新药研发有希望找到更多和更佳的皮肤性病创新药物。

（3）研发已有药物的新的适应证　对现有或正在研发药物的新的药理作用的检测和研发，已经逐渐成为皮肤性病新药研发中的另一个关键思路，称为"药物重定位"。药物重定位可以明显减少研发皮肤性病新药的成本和风险，减少药物发现和获得间的时间差。最近，各国学术机构和政府部门都很支持药物重定位这一措施。美国食品药品监督管理局创建了多个公共数据库，并制定了很多的经济鼓励办法来激励包括罕见皮肤性病的药物重定位的有关研究。

基于皮肤性病药物重定位的新药可以考虑以下三种思路：第一，重新研发已经进入市场多年、安全性已经被普遍承认的皮肤性病常用药物的新适应证；第二，基于一线的皮肤性病临床医师的诊断治疗经验，研发药物的标外效应和潜在机制；第三，重新研发临床研究失败的药物的新适应证，包括在临床试验和审批机制中失败的化合物，这些化合物的安全性已经得到验证，然而因为二期临床试验中药物治疗效果不好而被淘汰，但是这些药物对其他疾病是不是有效还未可知。所以，可以系统收集整理以上来源的有关药物信息，开发那些具有重新利用价值的皮肤性病药物，来明确该药物是否具有其他药用价值。总而言之，药物重定位是研发皮肤性病新药和研究新适应证的重要思路。

第七节　建立和完善整合皮肤性病学的药学评价体系

1. 研发更科学的皮肤性病动物模型

基础研究要改善动物模型对复杂皮肤性病多种病理因素的适用性和重现性，提升基础研究向皮肤性病临床的转化效率，研发更科学的皮肤性病动物模型，为皮肤性病治疗药物的研发提供更精准的研究对象。

2. 使用更科学的皮肤性病药物治疗效果评价技术

把基础科技发现和高度发达的检测工具相结合，使用定量和无创的方法研究皮肤性病药物在人体内药效学和药物代谢动力学特点成为现实。有的高分辨率人体内成像技术［如显微计算机断层扫描（micro-CT）、显微正电子发射断层扫描（micro-PET）、显微单光子发射计算机断层扫描（micro-SPECT）等］具有重复、无创检测皮肤性病进展、监测人体对皮肤性病治疗药物的反应等作用，可以在较长的研究时间范围内提供多个时间点的数据，并可以提供人体分子、细胞、器官和整体水平的信息。在动物实验中，使每只动物可以单独进行整个研究，而不用为满足采集数据的需要而中途处死实验动物，这些动物每只都可以成为纵向时间轴的自身对照，降低了生物变异性。高分辨率人体内检测技术可以普遍使用在药效学验证，阐述药物清除途径和造成个体之间变异的因素，检测药物转运蛋白的作用、遗传多态性和药物之间互相作用，继而为人体内药学代谢动力学和药物效应动力学的研究打下坚实的早期基础。

在筛选有些单个激酶的抑制剂时，CyTOF 可以测定主要靶点的动态参数，也可以测定抑制剂作用在其他激酶的脱靶效应和靶点上下游通路的改变，创建皮肤性病药物的潜在作用图谱，从而可以用于更完整的说明该抑制剂的药理学特点上。CyTOF 可以在有限样本的条件下同时检测 40 种不同的细胞标志物，包括细胞膜蛋白和胞浆蛋白，用极高的分辨率和精准度表征细胞表型和功能的改变，可以使用在皮肤性病患者的分级筛选中，适用于这些皮肤性病药物的目标人群；CyTOF 还可以进行细胞内多重信号转导通路和深度细胞表型和功能的测定，对功能性标志物、信号通路和单细胞表型的研究意义重大，在皮肤性病药物的转化研究中具有重要的作用；CyTOF 还能评价皮肤性病药物安全性的毒理学标志物、皮肤性病严重性，以及皮肤性病药物治疗功效的生物标志物，加快发现剂量优化的药效学标志物。

3. 皮肤性病的药物毒性动力学、药物效应动力学、药物代谢动力学的整合应用

皮肤性病的药物毒性动力学、药物效应动力学、药物代谢动力学的整合应用原则对皮肤性病新药研发非常关键。整合药物毒性动力学、药物效应动力学、药物代谢动力学研究皮肤性病药品研发的每个阶段，及时做出影响后续药物研发过程的恰当和准确的评价，可以尽早识别并明确较好的给药方案，可以加速皮肤性病药物研发的整个过程。对药物作用基于药物效应动力学和药物代谢动力学的意识的提升，有助于建立和完善更科学的皮肤性病药物研发方案，尤其是皮肤性病药物剂量方案的明确。通过人类个体药物毒性动力学、药物效应动力学、药物代谢动力学的整合评价来制订个体化的用药策略，达到较好的皮肤性病治疗效果。

把药物毒性动力学、药物效应动力学、药物代谢动力学整合使用在皮肤性病新药研发的方法如下。第一，建立和完善特异的高敏感性的药物代谢活性产物的检测分析方式。采取代谢药理学方法，定性和定量分析主要代谢产物在人体血液和尿液及其他体液和人体组织中的含量与代谢途径。第二，检测药物代谢动力学和生物液浓度。建立和完善药物代谢动力学数据库，检测不同用药剂量下皮肤性病药物或者其活性产物在不同时间点的代谢状况，有利于选择较好的用药剂量。第三，明确系统药物浓度和皮肤性病药物的药理学功能和毒性反应之间的数据关系。第四，长期毒理学研究中进行系统的皮肤性病药物浓度的监测。药物效应的强度和持续时间是评价皮肤性病药品安全性的关键指标，有利于说明意外发生的毒性反应，要在人体外研究中明确皮肤性病药物对蛋白质结合的程度和血浆中游离的皮肤性病药物浓度，这也和药理作用和毒性紧密关联。第五，采用放射性标记的药物来明确皮肤性病药物的时间依赖性和持久性，以及药物或其活性代谢产物在人体各组织中的分布和储备。

第八节　建立和完善适应整合药物的皮肤性病新药评审政策

伴随生命科学技术的快速发展，皮肤性病创新药物的研发仍需要花费大量的人力、资金和时间。所以，要从政策层面高度激励皮肤性病原创药品研发，加大对药品的研发投入，避免因为投入不足或投入不到位而延长药物的研发时间。联系我国的具体国情，完成战略和思路的转变，努力实现皮肤性病新药研发的三阶段目标：第一，仿创整合，就是在国际皮肤性病新药药品基础上研发安全性和药物疗效相似的药品；第二，在皮肤性病原有有效分子结构基础上进行二次创新，如优化和改构等，使优化后的皮肤性

病药物具有自身独有的优点，这是现在比较实际的创新道路，也是我国皮肤性病创新药物研发的主要方向；第三，研发完全自主创新的皮肤性病药物。自主创新类皮肤性病药物的研发是我国成为医药强国的必然选择。

皮肤性病新药研发是周期较长、投入较多、技术较难和风险较高的行业。皮肤性病新药研发能力也是创新型制药行业的核心竞争力。整合皮肤性病学为我国的皮肤性病新药研发提供了新的理论和方法。把整合皮肤性病学理念应用于皮肤性病新药研发，推进最扎实的皮肤性病的药学基础理论、最先进的应用科学技术和高效的临床工作经验在皮肤性病新药研发中的整合，可以加速科学的和有自主知识产权的原创性皮肤性病药物的研发和转化。

第九节　皮肤性病学的传统医药和现代医药的整合

伴随我国社会经济的快速发展、现代科学技术的显著进步和人类生存环境和生活水平的明显提升，人类皮肤性病学的医学模式、医疗方式和疾病谱正在发生变化，在现代皮肤性病学不能充分满足人类防治皮肤性病和维护身体健康的当下，把传统医药的健康理念、皮肤性病学医疗工作的高效性和现代皮肤性病学相整合可以提供皮肤性病医疗卫生保健的新体系。

现在，世界各国通常从法律、标准和市场准入等方面加大皮肤性病传统医药的传承和发扬。世界卫生组织（WHO）积极在全球范围内促进传统皮肤性病医药和现代皮肤性病医药的整合。传统皮肤性病医药所具有的巨大医疗科研价值、市场潜力和国际市场需求正在不断攀升，但是，皮肤性病科中医药理论模式的科学价值还没有被现代社会普遍承认；中医药皮肤性病学的科学性、安全性及其研究方式以及评价体系的客观性和可重现性还有待研究和规范；皮肤性病科中医药不良反应的监测系统还不完善，几千年传承的宝贵知识还不能进行精准和安全的应用，所以中医药在防治人类现代皮肤性病和促进身体健康方面的作用还无法充分发挥。为了解决以上这些难题，要强化传统皮肤性病医药和现代皮肤性病医药的整合，应用现代皮肤性病学加深对中医药皮肤性病学精华的研究，推进中医药皮肤性病学几千年的高效防治理论知识和实践经验的传承和发扬。

1. 皮肤性病学传统医药和现代医药分离的原因和问题

（1）传统医药的科学内涵还没有被现代社会广泛承认。中医药皮肤性病学是中华民族几千年和皮肤性病抗争总结下来的宝贵经验。中医药皮肤性病学用独特的视角描述皮肤性病的规律和现象,在长期的医疗工作中形成了高效方式和方法,是现存最完整、使用人数最多的皮肤性病传统医药体系。但是,因为在基础理论、思维方法和诊疗手段上的明显不同,皮肤性病传统医药学和现代医药学在很多方面显著不同。这些在皮肤性病临床工作中高效的辨证论治诊疗方法、中药配伍和中药炮制等理论还没有完全得到现代社会的科学论证;皮肤性病传统医药的科学内涵还没有被现代社会广泛承认,需要与现代医药充分整合,以便更好地得到现代社会的传承和推广。

(2)缺乏被广泛承认的中药研究、应用标准及评价体系。和结构明确、质量可控的化学合成药及有些植物药相比较,传统中药的高效性和安全性及其研究标准和评估模式更加复杂,所以,皮肤性病中药的研究及其质量控制、临床评估,以及产品注册、药理毒理和生产工艺等标准不能完全参考结构确切的植物药和化学合成药。因此,既符合中药自身特征,又被世界广泛承认的皮肤性病中药研究标准和评估模式还没有建立。皮肤性病中药的应用在大多数国家既没有法律和法规的保护,也没有临床工作指南的指引,所以皮肤性病传统中药没有进入国际医药和保健产品的主流市场。

(3)皮肤性病中药产品科技含量不高,无法满足国际市场的需要。近年来,我国皮肤性病中医药现代化水平不断得到发展,然而,中药新产品较少和产品的科技含量较低等问题依旧存在;皮肤性病中医药企业较难拥有国际承认的现代中药生产技术和方法,使中药的传承和推广遇到很大的阻碍。中药产品因为无法满足皮肤性病临床诊疗和广大医药市场的需求,以及在产品的注册和上市等方面依旧存在很多难题。所以,要尽早解决,来提高皮肤性病中医药现代化能力。

2. 为促进皮肤性病现代医药和传统医药整合的建言献策

皮肤性病传统医药以整合皮肤性病学为指导,在理论上具有唯一的皮肤性病防治观、生理观和病理观,其重视从人体整体功能来判断身体健康情况和皮肤性病的进展、重视以人为本和个体化辨证论治。皮肤性病现代药学以系统思想为指导,经历长期的沉淀形成,是揭示皮肤性病药物和人体、药物和病原生物体相互作用和规律的医学,不全是科学,它是自然和人文相整合的、系统的及非线性的医学。

皮肤性病传统医药和现代药学的整合,将传统医药中的以人为本、个体化辨证论治的观念整合到现代药学中,将推进整合药学在皮肤性病临床诊疗工作中的有效落实;传统皮肤性病学的理论和实践与现代科学技术充分整合,将更加有利于原创性药物的研发,推进皮肤性病中药新药的创新。这不只是现代皮肤性病学和传统中药或其治疗方法的整合,而是需要采取科学和严谨的态度和方式,找寻整合药学将如何从皮肤性病现代药学和传统医药中取得发展的有效路径,有助于更好地解决皮肤性病临床工作中的有关难题，从而满足人们的健康要求。

（1）提升人们的认识，推进整合皮肤性病学的临床工作 整合皮肤性病学在临床工作中的认可度目前已得到很大提升，但仍然有部分患者并不十分认同，所以要强化医务人员和皮肤在使用药物方面的交流和沟通。皮肤性病患者大多具有复杂的医疗情况，病情通常牵涉人体多个器官系统，其症状和强度也不一样。传统的医疗手段不能解决一切病情，所以要采取多元化诊疗的整合模式，包括替代药物治疗和改善生活方式等。同时，对有的皮肤性病患者要重视精神、生理和心理等方面的疏导，建立和完善良好的治疗环境。皮肤性病治疗的终极目标不只是解决皮肤性病患者的症状和体征，还要尽力找到其皮肤性病的病因，努力促使患者恢复到尽量好的状态。

（2）建立和完善国际认可的皮肤性病传统医药研究、应用规范和标准 总结我国皮肤性病中医药和国际社会传统医药研究标准的经验，参照国际现代皮肤性病医药规范和标准，根据国际社会科技经济发展情况，建立和完善被国际社会承认的、符合各国具体国情和皮肤性病传统医药自身特点的研究规范和标准，包括皮肤性病诊疗方法、治疗效果评估、质量控制、药理作用和安全性评估等内容，以推进皮肤性病传统医药在临床诊疗、医学教育、药品研发及生产的规范化、标准化；还要制定皮肤性病传统医药的注册指南，促进传统医药的国际认证认可，逐步形成国际性的皮肤性病中医药监督管理和质量保障体系，规范皮肤性病中医药产品的国际市场，保证其应用的高效性和安全性。

①建立和完善皮肤性病传统医药临床应用工作指南。现在，越来越多的医务人员和患者愿意采用以"现代皮肤性病学和传统医药整合"的理念进行皮肤性病的诊断或治疗。然而，在现有的政策和法规的规范下，西药药师和中药药师的皮肤性病专业工作范围有所不同，而且，不被允许跨领域执业。在这一过程中，皮肤性病药学专业工作者不能充分发挥保证药物合理使用的作用。目前的临床工作已经充分证实，传统医药在皮肤性病的治疗中发挥重要作用，但却缺乏循证医学对这种作用的科学解释；在皮肤性病医疗工作中，缺乏传统医药的用药指导和工作指南，使其整体使用和发展受到限制。近年来，我国的中医药产业得到快速发展，但在我国的皮肤性病综合医疗卫生保健体系中，仍然缺乏常规西药和传统中药的整合临床应用工作规范和指导准则。所以，整合药学在应用方面面临严重挑战。因此，要规范西药和中药整合使用，需要政策性指导，为在临床工作中西药和中药的整合使用提供决策性基础，保证皮肤性病整合诊疗过程的高安全性和高效性。同时，还可推进两种不同药学体系的信息沟通。

②建立和完善皮肤性病传统医药创新研究的标准。创新皮肤性病中药研究的关键

之处，在于其治疗效果的稳定性和研究方法的科学性。要全面建立和完善从理论创新到药物筛选、药效学研究、安全性评价、制剂、质量控制和皮肤性病临床评估等全套的技术模式；再针对皮肤性病临床医师的临床工作，不断提出新的假说，不断优化组方，提高治疗效果，建立和完善"理论－临床－新药－实验－循证"的皮肤性病创新中药研究方法，在皮肤性病学科前沿找寻创新基点，高效实现皮肤性病创新中药转化。

（3）发挥传统医药防治重大疑难皮肤性病及其在养生保健中的重要作用 传统医药治疗重大疑难皮肤性病、慢性皮肤性病及其在养生保健中具有其特点和优势，如神经性皮炎、皮肤性病肿瘤、自身免疫性皮肤病等。为了推进传统医药和现代皮肤性病学体系的整合，要建立和完善皮肤性病的常见多发病、重大疑难疾病、慢性病及其在养生保健中的诊疗方案、评估标准的临床研究，建立和完善被国际社会普遍承认的中医药皮肤性病临床治疗效果的评估方法和标准并进行推广和发扬，不断提升中医药在预防皮肤性病和养生保健能力方面的知名度，从而满足现代社会人们不断增长的医疗卫生保健需要；充分利用现代科学技术成果，来研究传统医药在高效防治皮肤性病重大疑难疾病、慢性病及其在养生保健中的作用和机制。

（4）积极研发适应皮肤性病临床和市场需要的现代中药产品、先进技术和设备，培育具有较强竞争力的中医药企业

①积极研发适应皮肤性病临床和市场需要的现代中药产品。依据皮肤性病临床诊断治疗和医药市场的需要，充分整合优秀的中医药资源，利用现代科学技术，学习借鉴被国际承认和认同的医药规范和标准，研发在防治现代人类皮肤性病疑难疾病方面具有特色、安全高效和质量可以控制的中药产品，提升中医药服务人类健康的贡献度。在这个过程中，可以开展多种方式的创新中药研发，或基于皮肤性病传统中药组方的现代中药研发，以及基于已经上市中药产品的质量、临床治疗效果和安全性的再评判和二次研发等，力求生产大批治疗效果明确、安全、质量标准完善、具有自主知识产权且适合临床和市场要求的现代中药产品。

②采取先进的技术研发皮肤性病传统医药资源。采用中医药丰富的信息资源，整合生物学、信息学和化学等现代科学技术，建立和完善新型符合中医药特色的研发技术和模式；针对皮肤性病中药产业链较长、生产工艺较复杂、质量控制难度较大和成分较复杂的特点，高效引进、吸收消化和集成国际先进科学技术和设备，形成具有皮肤性病中药生产特点和被国际认同的现代中药生产模式；建立和完善符合皮肤性病中药复杂模式特点的治疗效果评估、安全评价和质量控制的新模式、新体系、新标准和新技术。

③培育具有较强竞争力的中医药企业。鼓励和支持具有实力的制药企业在世界范

围内建立大型皮肤性病中医药研发、生产和销售等服务集团，培育一大批具有较强国际竞争力的中医药企业，以增加中医药在皮肤性病医药保健市场的份额，完成皮肤性病中医药知识和资源优势的转化和整合。

第十节 "临床安全合理用药决策支持系统"助力科学用药

1. "临床安全合理用药决策支持系统"研制的目的

为了更好地指导医师科学用药，中国人民解放军总后勤部卫生部于 2006 年设立了军队"十一五"重大专项指令性课题（06D007），以中国工程院樊代明院士为首席专家，组织国内几百名知名专家学者和二十多名院士，成功研制出科学用药系统"临床安全合理用药决策支持系统"。

"临床安全合理用药决策支持系统"研制的目的是保证临床科学用药，努力解决人民群众"看病难、看病贵"的问题，防止老百姓因伤病致贫和因伤病返贫。这一系统可以指导临床医师科学用药，解决临床医师药物治疗的随意性、试验性和经验性，把全世界权威临床医学专家的共同认识和临床经验总结成一个标准数据库并开发成一个系统软件，让临床医护人员通过这一软件的在线帮助，分享全世界公认的、最新的、权威专家学者临床科学用药的经验和智慧，为人民群众提供科学的临床医疗服务。

"临床安全合理用药决策支持系统"使药物的药理作用、不良反应和耐药性等大量信息与不同人体、不同伤病、不同病期伤病员的大量信息相匹配，从而找到各种因素的最佳结合点，为患者提供正确的临床服务。在临床医疗中使用该系统可以及时发现药物的不良反应和耐药性，以方便科学的方法指导临床用药。

2. "临床安全合理用药决策支持系统"的两个转变

"临床安全合理用药决策支持系统"的两个转变是将临床权威指南转变为临床用药标准、将药物知识转变为临床实践。该系统将权威的临床治疗指南、药物知识以在线帮助支持的方式供临床医师参考和学习，使其在临床治疗中能及时得到权威的共识和广泛的药物知识的帮助，在提高临床治疗效果的同时也保护了我们临床医师的正当权益。

3. "临床安全合理用药决策支持系统"的三个服务

"临床安全合理用药决策支持系统"可以提供临床医疗、管理、患者三方面的服务。第一，该系统可以为从事防治皮肤性病的临床医师提供在线的临床用药帮助。系统可根据临床医师诊断，自动给出治疗方案，再根据患者情况，自动提示方案中药物的禁忌或换用，或是所用药物间可能出现的不良反应和药物耐药性，从而减少药物不良反应和药物耐药性的发生，促进防治皮肤性病工作的程序化和标准化，保证医疗安全，提高临床医疗工作的效率和效益。第二，该系统可为卫生健康行政部门提供监管服务，系统通过检测和分析对临床科学用药情况实施动态的监测、评估和监管，以获得准确、全面、及时的临床数据，提醒、指导和监控临床科学用药。第三，该系统可以给皮肤性病患者提供现代化开放式查询终端，让患者了解自身疾病的科学用药方案及注意事项，解决或减少医患之间药物信息不对称的难题。

不过，"临床安全合理用药决策支持系统"仍需要完善和提高。该系统只是提供和解决临床科学用药的一个方案，但它不是唯一的方案，这是巨大的系统工程，需要针对包括皮肤性病在内的更多疾病、更多专科药物，需要防治皮肤性病专家在内的更多学者参与来建立和健全。需要大家对该系统的数据功能进行不断创新。在防治皮肤性病临床医疗第一线的临床医师、卫生健康行政管理人员和皮肤性病患者要积极参与该系统的完善工作，为防治皮肤性病科学用药做出自己的贡献。

第十一节　基于皮肤性病学医药整合的药品安全监督管理

药品安全是全社会关注的热点问题。皮肤性病药品安全的主要内容是尽量减少药品的安全隐患及其对皮肤性病患者的伤害。保证人们的皮肤性病药品安全，推进我国皮肤性病药品事业的科学发展，促进基于皮肤性病学和药学整合的药品安全监督管理，是人们生命安全和身体健康的重要保障。

1. 药品安全监督管理中皮肤性病学和药学脱离的原因和问题

皮肤性病药品的不合理使用问题、质量问题和不良反应是影响其安全性的最主要因素，通过对皮肤性病药品研发、生产和使用各个过程进行科学化管理，可以有效降低药品安全事件的发生概率和严重性。然而，市场中不合理使用药物、假冒和低劣药物事件和药物不良反应事件等现象仍然时有发生。

（1）由药品设计问题造成的不良反应　皮肤性病药品召回和缺陷事件报告的数据表明，因为药品设计的固有缺陷造成的安全问题的发生率占比较高。因为皮肤性病药品上市前研究的不到位，存在对皮肤性病患者生命健康的风险。皮肤性病药品设计的缺陷通常来源于药品的药理作用特性、制剂的适当性和使用方法的正确性。其中，药品的药理作用特点是产生不良反应的重要原因。

（2）由药品生产缺陷造成的质量问题　皮肤性病药品质量问题是指皮肤性病药品质量状况不符合国家药物标准，其本质是药品在制造、储存和运输过程中出现问题引起皮肤性病药品生产缺陷，主要包括以下几种情况：第一，质量检验不合格的皮肤性病药品；第二，《药品管理法》规定的按假药和劣药处理的皮肤性病药品；第三，具有生产缺陷的其他皮肤性病药品，包括具有一定缺陷的皮肤性病药品，但这些不是假药和劣药。

（3）由药物使用不当造成的不合理使用现象　临床中不合理使用药物的原因很多，包括使用药物不对症、使用毒副作用过大的药物和药物使用方案不合理、违反药物使用禁忌、高起点使用、重复使用、合并使用、超量使用和剂量不足等。有的患者凭借自我感觉或听信广告宣传而使用药物，这样既不能对症，也不能正确掌握药物的剂量和使用方法，很有可能给自身带来严重伤害。所以，在不合理使用药物的发生过程中，医务人员和皮肤性病患者都是防范不合理使用药物的重要参与者。

2. 促进皮肤性病学医药整合的药品安全监督管理的建议

（1）基于皮肤性病学和药学整合的皮肤性病药品安全监测

①进行科学的皮肤性病药品上市前的研究。皮肤性病药品的不良反应问题实质是合格药品具有的一定的设计问题，这种问题主要是因为药品上市前不充分的研究，没有及时发现药品设计的不科学和不合理。所以，要进行充分的皮肤性病药品上市前研究，从根本上减少药品设计问题的发生，降低不良反应事件的发生概率。

②建立和完善皮肤性病药品不良反应报告监测体系。皮肤性病药品生产、流通和使用单位都要对其生产、经营和使用的药品所发生的不良事件进行监测和报告。在医疗卫生保健机构，通过医务人员的使用和药品经营单位的工作，系统收集和报告皮肤性病药品使用以后的反应。依据"可疑即报"的原则，只要有患者因为使用皮肤性病药品发生不良反应，就要作为不良事件报告；还要鼓励患者对自己使用药品的情况进行自行监护，及时发现并向有关部门上报不良反应；建立和完善科学的皮肤性病药品不良反应报告监测体系，及时、系统和全面地收集和分析皮肤性病药物不良事件的有关资料，有助于及时发现药品存在的和质量无关的设计问题，并对这种问题的性质和严重程度做出准确判断，积极寻找解决办法。

③科学的皮肤性病药物标识说明。皮肤性病药品的使用方法和标识说明缺陷是引起药品不良反应发生的重要原因。通过不良反应监测和药品上市以后的继续研究和再评估，及时修改药品说明书，纠正标识说明缺陷，对于防范不良反应发生具有重要作用。

第一，皮肤性病药品生产者要针对不同的药品向不同的对象进行说明。对于非处方药，生产者说明和警示的对象是皮肤性病药品的使用者；但是，对于必须在医务专业人员的监督指导下才能使用的药品，如皮肤性病处方药，其说明和警示的对象应该是专业工作者。所以，针对处方药的说明，生产者可以较多地使用专业术语，严谨和详尽地解释其药理作用、不良反应、禁忌证、药物代谢动力学、适应证和作用机制等；而对于非处方药，则要求提供的信息言简意赅。第二，皮肤性病药品生产者要向患者说明药品的正确使用方法和不当使用的风险，还要说明药品在正常使用情况下具有的潜在风险。说明警告至少要包括皮肤性病药品风险的性质、风险的程度和潜在风险的严重性，说明警告的文字需要醒目，醒目的程度要和需要警示的风险性程度相当。

（2）基于皮肤性病学和药学整合的药物质量控制

①研究并制定皮肤性病药物质量评价标准。皮肤性病药物质量评价需要制定明确的药物质量标准，来确保产品标识、质量、效力、强度和纯度。所以，科学、严格、与临床有关的药物质量标准的研发和评价既是皮肤性病药物质量评价的重要技术根据，也是实现药品质量管理的基础。皮肤性病药物标准的完善程度和科学性直接影响上市皮肤性病药品的质量，影响患者的药品使用安全，并在很大程度上决定和影响其他质量管理办法进行的程度和效果。

医药科学技术和药品监督管理的发展，对皮肤性病药物标准不断提出更高的要求。在现有的国家皮肤性病药物标准中，还有很多标准严重滞后于实际的药物生产和监督管理工作，不能高效地反映和控制皮肤性病药品质量。为达到质量可控，保证人们使用药物安全有效，急需提高国家皮肤性病药物标准，来提高我国皮肤性病医药产业的国际竞争力，推进医药经济的快速进步。

②完善皮肤性病药物质量检验系统。皮肤性病药物质量检验是药物质量监督管理中的基本技术方法，在皮肤性病药物质量的监督管理中起到关键作用。伴随皮肤性病医药科技的突飞猛进，新药物层出不穷，药物标准和检验方式不断涌现，所以要建立和完善皮肤性病药物质量检验模式，如调整和完善皮肤性病药物检验机构的设置；通过立法来明确药物检验机构的职能定位；明确各类皮肤性病药物检验机构的法律定位和开业要求；强化各类药物检验机构的内部管理等。通过不断完善我国的皮肤性病药物检验模式，使各类药检机构合理化、规范化和技能化发展，以满足新时代医药卫生事业发展的需要，有利于提高药检自身队伍，堵住皮肤性病药物在生产、经营和使用过程中质量监督的漏洞，掌握工作的主动性，以预防为主，最大限度地保护人们使用皮肤性病药物的安全。

（3）基于皮肤性病学和药学整合的药物合理使用　皮肤性病药物的研发、生产、流通和使用过程的规范管理可以有效地减少药物的设计问题和生产问题，从而有效地控制皮肤性病药物不良反应问题和质量问题的发生。然而，要保证皮肤性病药物使用的安全性，还要确保药物的合理使用。所以，严格的防范药物使用管理，是皮肤性病药物安全监督管理的主要内容。

①制定并完善国家药物政策，建立和健全皮肤性病药物使用管理制度。国家药物政策是国家为了医药卫生事业制定的指导性文件。把合理使用药物写入国家药物政策，包括制定国家基本药物目录、标准治疗指南和国家处方集等，对于推进合理使用皮肤性病药物具有重要作用。我国要继续完善国家基本药物目录和国家处方集，提升遴选皮肤性病基本药物和编写国家标准皮肤性病治疗指南的水平，促进合理使用皮肤性病药物，使国家药物政策系统化。标准的皮肤性病药物使用管理制度和办法是防范和控制不合理使用药物的重要办法，通过完善皮肤性病药物使用管理制度，如合理使用皮肤性病处方药和非处方药、强化皮肤性病药物广告和宣传标识管理等，有针对性地制定处置办法，从制度高度遏制不合理使用药物现象的产生，消除造成不合理使用皮肤性病药物的原因，用最大的努力来维护皮肤性病患者使用药物的安全。

②建立和完善不合理使用皮肤性病药物问题的发现和警戒体系。第一，参加皮肤性病使用药物工作的有关医务工作者（包括医师、药师和护师）对不合理使用皮肤性病药物等医疗安全问题进行报告，及时发现医疗过程中存在的不合理使用情况，收集不良使用事件的信息。第二，有关管理部门对不合理使用皮肤性病药物现象进行抽样调查，选取一定量的处方或患者的病历资料，分析其中存在的不合理使用药物情况，制定防范和控制不合理使用皮肤性病药物的办法。第三，进行皮肤性病处方事件的检测，通过分析处方记录的有关信息，来发现处方记录中存在的不合理使用情况等。

③加强皮肤性病科医务工作者的学习培训，提高皮肤性病防治水平。皮肤性病防治的有关医务人员的工作能力，是保证合理使用皮肤性病药物的最重要因素，故提出以下建议。第一，要建立和完善我国医疗卫生保健职业准入控制制度。虽然我国皮肤性病科医务人员等重要皮肤性病医疗卫生保健技术工作者的职业准入制度基本建立，但并不健全。特别是我国的皮肤性病执业药师准入控制制度还存在着体制分离、考试科目不合理等方面的问题，需要进一步改进和完善。第二，要加强皮肤性病科医务人员的继续教育。医务人员理论知识和专业技术的落后是造成不合理使用皮肤性病药物现象发生的主要因素。通过继续教育使医务人员及时学习皮肤性病先进的理论知识和专业技术是保证合理使用皮肤性病药物的关键。

第十二节　整合皮肤性病学之药学教育和人才培养

1. 我国整合皮肤性病学之药学教育中的问题

现在，我国整合皮肤性病学之药学教育较为重视药物自身，关注药物的结构、质量分析、制剂，以及药物转运系统的调节和控制，而不是以皮肤性病患者和临床应用为指引的。皮肤性病学医疗保健系统的大规模变革和对初级皮肤性病学医疗保健关键作用的逐渐关注，正在引导药学专业技术人员将工作重心扩大。这种根本性的改变推进药师在保证皮肤性病药物的提供、分发和配送的时候，必须完成另一个重要工作，就是要运用自己的专业技术知识帮助改善皮肤性病患者的身体状态、提高其诊疗效果和生活质量。这些也提示我们，现在整合皮肤性病学之药学教育改革的重点，需要把教育的中心从"以药品为中心"转变到"以人为中心"的皮肤性病学临床工作中。伴随我国医药产业结构的提升和换代，皮肤性病学医药产业飞速发展，皮肤性病学、化学和生物等多学科整合发展的势头突显。但是，我国现在整合皮肤性病学之药学教育体系培养的药学学生学科综合创新水平不高，很难适应产业创新发展对药学专业技术人才的要求。所以，急需培养一大批具有丰富综合理论知识、较高工作能力和较好科研创新水平的新型药学人才。

2. 促进整合皮肤性病学之药学教育的思考

整合皮肤性病学之药学教育是把不同药学学科进行战略性整合，形成一个整体的、凝聚的、连贯的整合课程，来培养出更优秀的药学学生和更专业的药学工作人员。整合皮肤性病学的学科建设目标，是培养药学毕业生有能力把其所学的基础知识应用到解决关键问题的工作中。整合皮肤性病学之药学教育不是各学科分值的简单相加，而是将各分支学科之间学术思想和应用结构的关系进行科学整合，使其整合后的学科比其组成的各部分更加具有价值。

药学是应用学科，但是很多药学生不能把这些知识成功转化到临床工作。而整合课程为基础和专业学习创造了相关性和工作机会，使药学生能够把在不同环境下学到的知识整合起来并应用到工作中，这样便有利于相关知识的转化。有研究表明，当药学学生在整合皮肤性病学范围内进行学习时，会具有更好的基础知识保留能力和更强的工作能力。然而，非整合皮肤性病学课程可能会在没有相关背景和前提下进行，教师详细教授的有关理论知识没有在合理的时间内得到应用，相应的知识保留率下降。所以，整合皮肤性病学之药学教育势在必行。

（1）培养皮肤性病临床工作能力较强的临床药学人才

①开设并优化整合皮肤性病学临床药学高等教育课程。整合皮肤性病学之药学教育要大力实施以临床工作为主、课程教育为辅的皮肤性病临床药学教育体系。所以，要整合不同学科之间的关系，借鉴发达国家临床药师的人才培养经验，优化整合皮肤性病学之药学课程，使我国的整合皮肤性病学之药学人才培养从"化学"模式向"化学－生物－皮肤性病学"模式转变。

现在，我国临床药学专业的高等教育仍然沿袭传统药学教育模式，在基础药学课程完成后，开设1年的临床医学课程，临床实习课程只有半年，有的更少。因为这些临床药学学生不具有指导皮肤性病学临床使用药物工作的能力，所以无法高效参与临床使用药物的实践工作。所以，在今后的皮肤性病学临床药学专业课程设置中，既要完善整合皮肤性病学课程，整体整合临床医学课程，包括诊断学、内科学、外科学、妇产科学和儿科学等；也要开设临床药学课程，包括临床药理学、临床药物动力学、生物药剂学、药物治疗学等；还要设置有关医学课程，包括医学信息学、医学心理学、药物流行病学、药事管理学和医学伦理学等；甚至还要整合社会学、体育、音乐和美术等相关知识。这样的整合需要注意体现皮肤性病学临床药学教育的专业特点和教学方向，把合理使用药物思想贯彻到教学中，培养具有深厚临床专业知识和技能，以及医学人文思想，并能很好胜任临床药师岗位的工作人员。

②出版皮肤性病学临床药学权威教材。现在，我国的皮肤性病学临床药学教育迅猛发展，但是还没有一套系统的、专门的皮肤性病学临床药学专业的权威教材，这就严重影响了本专业临床药学的教学质量。皮肤性病学临床药学专业教材要重视把药学理论和临床用药工作整体整合，高质量和专业的皮肤性病学临床药学专业教材对于学生系统学习药学基础理论和皮肤性病学临床使用药物工作技能很有帮助。所以，要号召医学和药学等有关方面的专家学者认真编写专业的高等教育教材，帮助皮肤性病学临床药学专业的高等医学教育形成良性发展，培养高质量的皮肤性病学临床药学专业工作人员。

③强化皮肤性病学临床药学工作。皮肤性病学临床药学专业人才的培养方向是培养高质量、能够促进皮肤性病学临床合理使用药物的药物治疗学专业技术工作者，而现在我国的临床药学高等教育中，皮肤性病学临床药学专业的教育还没有独立开展。大多数药学院没有设立直属附属医院，这样就增加了开展皮肤性病学临床使用药物教育培训工作的难度。所以，工作时间的不足和工作地点的限制使教育培训成效不明显，目前培养出来的药学学生普遍不能满足临床诊疗的现实要求。所以，在临床药学专业的本科教育时期，要适当增加这些药学学生临床见习和实习的机会、延长他们参加临

床使用药物工作指导的时间。在教育体系上，要参考临床医师规范化培训的教育体系，对药学学生进行有关皮肤性病学临床药学专业的规范化培训，体现"以临床工作为主、以课程教育为辅"的基本思想，使其在皮肤性病学临床医务人员和临床药师的教育培训下，充分认识岗位情况，善待患者，科学解决皮肤性病学临床使用药物问题，在专业工作中充分整合皮肤性病学和药学的有关知识，成为理论知识扎实、专业能力全面的药学专业技术工作人员。

④大力推进高水平皮肤性病学药师的培养。伴随社会和经济的高速发展，人口老龄化日趋明显，对社会医疗卫生保健的要求不断提高，皮肤性病学药师在医疗卫生保健工作中的地位越来越高，其社会价值日益突显。所以，对皮肤性病学药师的质量和数量的要求也逐渐增加。与此同时，皮肤性病学高等药学教育作为培养高水平药师的重要平台，其教育模式和培训体系要更加满足社会进步的要求。在皮肤性病诊疗和卫生保健过程中，保障临床使用药物的高效、经济、科学和安全一定会成为刚需。培养高水平的皮肤性病学临床药师要成为当代教学的初心和使命。

⑤培养皮肤性病之药学学生终身学习习惯和药学服务理念。整合皮肤性病学教学体系要整合临床药学、基础药学和相关的人文科学，提倡社会主义核心价值观引领，发扬医学人文关怀和形成良好的医患关系，将药学学生培养成皮肤性病学医疗卫生保健战线上的优秀医务人员。教育和医疗要充分整合，整合科研项目和课题、讨论研究成果、建立和完善皮肤性病学药学网络联盟、举办专业研讨会等。皮肤性病学之药学工作人员要认真指导药学学生开展临床药学工作，同时不忘工作初心，大力提高自己的专业水平，培养终身学习的良好习惯。

（2）大力培养具有较高综合创新能力的高质量皮肤性病学药学专业工作者　培养皮肤性病学之药学研究型创新人才是我国皮肤性病学医药领域科学发展的基础。但是，在我国所有批准上市的新药中具有自主知识产权的治疗皮肤性病Ⅰ类新药占比极低。所以，有必要鼓励医药领域自主创新，制定并实施知识产权战略，推动医药科技成果向现实生产力转化，用创新能力促进治疗皮肤性病医药产业的进步。培养综合型创新人才是我国治疗皮肤性病领域医药产业加快发展的动力源泉。

①强化课程模式，打好药学学生皮肤性病学药学基础理论知识。培养治疗皮肤性病学领域药学人才的创新思想和综合水平，既需要良好的专业基础，又需要保持医药事业的初心和水平。在培养过程中，要以兼备良好的理论基础、丰富的专业知识、较强的实验技术、较高的创新水平和发展潜力作为基础，整体整合各学科的理论知识和工作技能，推动药学学生个性化发展教育方向，为培养综合型和创新型的皮肤性病学之药学专业技术人才打下良好的基础。在课程模式的设计中，要重视医学、理学和人

文科学的充分整合；科学整合基础课程和专业课程；既重视医学人文课程、生命科学课程、生物医学课程和相应的实践课程，也不忽视外语专业课程的教育，培养皮肤性病学之药学综合型创新人才。

②大力开展皮肤性病学之药学工作教育，培养药学学生专业能力。当前，我国的药学高等教育中，有关的专业课程理论性过多，和药学实际工作的实际情况存在较大的差距；药学学生实习和见习内容比较少，教学质量也不高，这样不能较好地培养药学学生的专业能力。药学高等教育中重视考试成绩，对药学学生实践技能的教育较为欠缺，人才培养基地不够，难以充分提高药学学生的实践能力。所以，今后要重视并强化药学学生皮肤性病学之药学实践能力的培养，在教育过程中贯彻"提出问题、分析问题和解决问题"的思路，将相关知识放在解决具体问题的特定环境里，使药学学生更好地把所学专业知识运用于实践，来满足社会进步和科技发展的要求。为了提高药学学生的实践技能，建议开展以下工作。

A. 加强设计性实验课程。在我国传统性药学教学方法中，实验操作技能较为简单化和模式化，很难提高药学学生的综合实践能力。所以，要开设更多具有设计性、创新性和综合性的实验课程，培养药学学生的学习积极性，提高其独立分析问题和解决问题的水平。

B. 提高药学研究科研院所的主动性。建立和完善皮肤性病学新药创制平台实践基地，其包括候选化合物的筛选、生物制剂技术、药物动力学和药物代谢研究、药物药效学研究、候选药物临床前药效评价和安全性评价，以及专利申请和临床批件申请，通过连接和共同合作建立完善各个重要平台和基地，形成全面和完整的工艺操作能力；培养皮肤性病学之创新型药学人才，完善皮肤性病学实践教学模式和内容，建立和完善以药学学生为主体的实践。

C. 提高制药企业的主动性。建立和完善制药企业工程培训基地，进行"产、学、研"充分整合，建立和完善企业工程实践基地，提高其科技成果工程化能力和工程能力，以及工业设计和革新能力。在研发、生产和销售等不同部门，培养皮肤性病药学应用型人才，提高药学学生的实践能力，来满足皮肤性病学医药在研发、生产、管理和流通等环节的社会需求。

③大力开展科研培训，提高皮肤性病学之药学学生的科研素质和创新水平。我国现在的药学教学模式忽视了对药学学生创新能力的培养，欠缺对皮肤性病学学科前沿的整合，以及和边缘学科的整合，不利于提高药学学生的综合技能和创新水平。药学学生在学校的学习压力普遍高于其他专业，容易忽视其人文素质的培养，也较少重视药学思维的提高，影响其运用理论知识解决专业问题的水平，使这些药学学生缺乏创

新的知识底蕴和发展潜力。在这样的教育模式下，大学培养的药学学生批判性思维不足，对于所学知识很少提出自己的疑问，这也是创新性不足的重要表现。

创新意识、创新思维和创新能力是药学学生综合能力的充分表现，对培养综合性皮肤性病学之药学人才非常关键。所以，皮肤性病学之药学高等教育要根据我国对皮肤性病新药研发和创新人才的迫切要求，加强培养药学学生的科研能力和创新能力。第一，要强化课程创新，改革传统教育模式，开展启发式和探究式教育模式，培养药学学生发现问题的能力，提升药学学生的求知欲和创新思维，使其从被动的药学知识接受者迅速转变为药学知识的探索者和创造者，将对药学科研的一腔热血提升为努力钻研、不断探索的动力。第二，建立和完善科研环境。良好的科研环境是帮助皮肤性病学之药学人才进行科研训练的必要条件。宜加大高校和科研部门间的联合培养力度，制订相互促进的整合培养机制，从而完成药学学生理论学习和科研实践的充分整合。第三，加大经费帮扶力度，增加科研创新投入。培养高水平的创新型皮肤性病学之药学人才需要足够的经费帮助。教育高校要加大教育经费的支持，为培养高质量的创新型药学人才提供资金支持。第四，要积极开展学术交流活动，为药学学生钻研皮肤性病学术前沿创造条件。

参考文献

[1] 郭姣，陈钢，索绪斌，等.整合药学——药学教育发展新时代[J].药学教育，2018，34（3）：1-5.

[2] 杨宝峰.整合药学之我见[M]// 樊代明.整合医学——理论与实践4.西安：世界图书出版西安有限公司，2018.

[3] 邵南齐，马记平，高青，等.社区药学服务的现状分析及对策[J].中国医药科学，2018，8（24）：251-253.

[4] 曾浔，蒋微琴，尹巍巍，等.基于单细胞质谱流式技术的早期肝癌区域免疫特性的研究[R].第十三届全国免疫学学术大会，2018.

[5] HARNETT J E，UNG C O L，HU H，et al. Advancing the pharmacist's role in promoting the appropriate and safe use of dietary supplements [J]. Complementary therapies in medicine，2019，44：174-181.

[6] SEIFIRAD S，HAGHPANAH V. Inappropriate modeling of chronic and complex disorders：How to reconsider the approach in the context of predictive，preventive and personalized medicine，and translational medicine [J]. The EPMA Journal，2019，10：195-209.

[7] 王广基.整合药学大有可为[M]// 樊代明.整合医学——理论与实践4.西安：世界图书出版西安有限公司，2018.

[8] YAO D N，HU H，HARNETT J E. Integrating traditional Chinese medicines into professional

community pharmacy practice in China–Key stakeholder perspectives [J]. European Journal of Integrative Medicine，2020，34：101063.

[9] 吴以岭 . 络病诊治理论及药物开发中的整合医学思维 [M]// 樊代明 . 整合医学——理论与实践 . 西安：世界图书出版西安有限公司，2018.

[10] 李锋 . 整合中医药学的发展前途光明 [M]// 樊代明 . 整合医学——理论与实践 . 西安：世界图书出版西安有限公司，2018.

[11] 吴以岭，常丽萍 . "理论 – 临床 – 新药 – 实验 – 循证"中医药创新发展新模式 [R]. 第十四届国际络病学大会，2018.

[12] 尤启冬，姚文兵，席晓宇，等 . 创新型药学人才培养面临的问题及对策研究 [J]. 中国工程科学，2019，21（2）79–83.

第七章　基于整合皮肤性病学理念的复杂性皮肤病免疫遗传机制研究

第一节　我国有关白癜风发病机制免疫方面的研究进展

白癜风是一种常见的皮肤色素脱失性疾病，它是与遗传素质及多种内外因素导致黑素细胞功能缺失有关。迄今为止，白癜风的致病原因和致病原理不明。近年来，我国的专家学者在白癜风的基础研究和临床诊疗等方面取得了较大的成绩。

白癜风患者容易伴随自身免疫性疾病的发生，包括自身免疫性甲状腺疾病、糖尿病、恶性贫血、类风湿关节炎、银屑病、慢性萎缩性胃炎、红斑狼疮等。李博为等通过检测进展期白癜风患者皮损组织中的细胞因子，联合刺激明显提高 PIG1 细胞 CXCL10 mRNA 的表达和蛋白分泌，并有时间依赖性。另外，白癜风患者局部免疫微环境促进黑素细胞表达和分泌 CXCL10，可能参与了白癜风的发生。Yang 等通过免疫组织化学揭示在白癜风和晕痣中存在与 H_2O_2 有关的自体免疫表型，特征是可以诱导趋化因子 CXCL10-CXCR3 和在皮损中高密度的 $CD8^+T$ 细胞浸润，说明这两种疾病有相似的发病机制。马锦媛等分选白癜风患者和正常人外周血 $CD8^+T$ 细胞，分别与白癜风患者的原代黑素细胞、正常黑素细胞系 PIG1、白癜风黑素细胞系 PIG3V 建立共孵育杀伤模型，通过实验室检测确认 $CD8^+T$ 细胞杀伤黑素细胞是白癜风发病的重要机制，并且该杀伤作用可能依赖于颗粒酶 B 和穿孔素等分泌水平的提高。

Xie 等提出过量的 ROS 产生造成黑素细胞的凋亡，ROS 诱导 HSP70i 的异常表达和 CRT 易位，辅助细胞免疫诱导白癜风的发病，是因为 ROS 在白癜风中的作用为开展通路有关的治疗方法提供了方向，包括抑制产生过量的 ROS、增加调节性 T 细胞及使用细胞凋亡抑制剂、抗原肽的类似物和抗细胞因子的抗体。Cui 等从 gp100 等中筛选出五种可能的表位，编号分别是 P28、P41、P112、P118 和 P119，并确定了两种来源于 gp100 等的新型表位，这很可能影响白癜风免疫治疗的发展。

白癜风患者皮肤会出现黏膜白斑，皮损处病理为表皮、黏膜内黑素细胞减少或消失。人类发病率为 0.5% ~ 2%，呈逐年上升趋势。白癜风有时发生在人体皮肤暴露的部位，严重影响患者的身心健康。其除了影响皮肤外，还会损害患者的其他系统。人类遗传学研究发现，白癜风和多种自身免疫性疾病具有共同的遗传基础，这很可能就是白癜风患者合并其他自身免疫性疾病的主要原因之一。

有研究者也重点关注白癜风和皮肤肿瘤的关系：白癜风患者发生皮肤肿瘤的可能性明显降低。皮肤肿瘤中的黑色素瘤和白癜风有相同的黑素细胞特异抗原，发生黑色素瘤的患者的 T 细胞抗肿瘤免疫能力较差，不能杀伤黑色素瘤细胞造成肿瘤发展。然而，白癜风患者的 T 细胞过度反应，造成正常的黑色素细胞被损害，最后形成白斑。白癜风和其他自身免疫性疾病及黑色素瘤等皮肤肿瘤有以上的紧密联系，我们可以参考这些疾病的发病机制研究，开展白癜风的整体整合研究。李春英博士课题组提出靶向抑制 CXCL16–CXCR6 趋化信号可能是白癜风的诊治方法。该方法也可以作为其他自身免疫性疾病中阻断 $CD8^+T$ 细胞向外周特定组织迁移的重要参考。

辛伐他汀为羟甲基戊二酰辅酶 A 还原酶抑制剂，1989 年 FDA 批准其为治疗高胆固醇血症的特效药物。现在发现，辛伐他汀除有明显的降血脂作用外，还具有抗氧化、抗肿瘤、抗炎和免疫调节等多效性作用，其中抗氧化作用已经在多种疾病中得到证实。李春英博士课题组前期研究发现，辛伐他汀是通过依赖甲羟戊酸而不是依赖胆固醇的方式激活 ERK、JNK 和上调 p62，进而促进 Nrf 2 表达和活化，启动下游 *HO-1* 和 *NQO1* 抗氧化基因的表达，避免人体黑素细胞受到氧化应激损伤，为这种药物治疗白癜风提供了更科学的理论依据。该课题组在人体体外黑素细胞中比较了阿司匹林和辛伐他汀的抗氧化作用发现，前者的抗氧化作用比后者差，它们无协同或叠加效应。大剂量辛伐他汀会引起肝损伤和肌损伤等严重不良反应。因此，该课题组现在正在试验把辛伐他汀口服剂型改为外用剂型，研究辛伐他汀外用药物治疗白癜风的临床疗效。

第二节　基于整合皮肤性病学理念的表观遗传与复杂性皮肤病研究

整合皮肤性病学认为：医药是一家，它们共同进步、相互促进、相辅相成。很多皮肤病都与遗传相关，有学者对家族史进行研究，也发现了很多敏感基因。它们有的虽然背景完全一致，但很多皮肤病也有个体差异，用经典遗传学不容易解释。人类在生长、发育和衰老进程中一定有新的突变。近年来，自身免疫病、代谢性疾病、心脑血管疾病和恶性肿瘤等发病率在不断上升。尤其是恶性肿瘤，在精神压力、饮食、环境、微生态和药物等因素影响下，通过表观遗传发生了作用，遗传和表观需要用整合皮肤性病学的理念去认识。

现在人类表观遗传的研究如火如荼地开展着。人类 DNA 序列保持不变，没有突变也没有破坏，而其基因表达却发生了遗传改变。人类表观遗传学的重要机制是 DNA 甲基化和组蛋白修饰，其在这些复杂性皮肤病的进程中发挥着很关键的作用。

很多复杂性皮肤病都与表观遗传相关。例如，系统性红斑狼疮是复杂性皮肤病，它既不是基因决定的，也不只是人类遗传背景决定的，而是人类遗传和周围环境因素共同作用的结果。系统性红斑狼疮的主要病理学改变是人类的 T 细胞发生改变，其自身抗体也参与其中。患者的 T 细胞是系统性红斑狼疮发病进程中很关键的细胞，其中很多指令都来源于它。很久以前，中国医学科学院皮肤病医院的陆前进教授及其团队就开始研究人类 T 细胞中的哪些基因对甲基化敏感。他们发现其与 100 多个人类基因相关，有 10 多个基因很关键，这些基因都是过度表达。他们通过研究发现，这些过度表达都是由 DNA 低甲基化引起的。他们把老鼠的免疫细胞经过 DNA 甲基化抑制剂加工后，重新输回这些老鼠体内，发现在这些老鼠体内出现了抗体，并且会发生狼疮性肾炎和间质性肺炎等，也就是说，低甲基化机制可以在老鼠体内复制出狼疮模型。

狼疮是女性易患的皮肤病，男女青春期的发病率比例是 1∶6，成人期的比例是 1∶9，男性和绝经后女性的比例是 1∶4。专家学者一致认为雌激素在其中发挥关键的作用，但不能完全解释清楚在女性青春期和绝经后雌激素水平发生改变后依然容易发生，这表明还有其他的甚至更关键的发病机制。众所周知，男性有一条 X 染色体，而女性有两条 X 染色体。在健康情况下，男女 X 染色体都处在平衡状态，不然就会出现健康问题。所以，健康女性两条 X 染色体中一定有一条被灭活，DNA 甲基化是 X 染色体灭活很关键的方法。陆前进教授团队认识到，DNA 的低甲基化使本已经被灭活的 X 染色体重新被激活，在有的患者 X 染色体的数目过度表达。无论是在系统性红斑狼疮患者还是老鼠动物模型里，都充分体现了 DNA 低甲基化的影响。系统性红斑狼疮患者出现低甲基化和人体自身免疫有关基因过度表达相关，造成更加"开放"的形式。如果人类能够找到既特殊又敏感的生物标志物用于该病的诊疗方案，将意义重大。目前他们通过研究大量的中国人和欧洲人样本，最终发现干扰素诱导基因 *IFI44L* 使人类红斑狼疮诊断的灵敏度比传统指标提高了 1/3，而特异性提高了一半。

银屑病也是复杂的慢性炎症性皮肤病。陆前进教授团队通过研究发现银屑病有很多甲基化变化，其中的 867 个基因是高甲基化、647 个基因是低甲基化，有的是在皮肤组织，而有的只在真皮层。有的基因的甲基化和银屑病的发病紧密相关。有的科研团队对银屑病组织标本进行甲基化检测后也发现有的基因高甲基化，而有的低甲基化，这些甲基化变化造成了人体细胞和组织功能的改变，从而使人患上银屑病。

通过研究天疱疮和甲基化的关系，陆前进教授团队发现天疱疮患者的甲基化比健康人高。众所周知，红斑狼疮、天疱疮和银屑病都是免疫性皮肤病，但很多专家学者认为银屑病是炎症性皮肤病，其实它也是由人类 T 细胞反应引起的。陆前进教授团队发现，以上 3 种皮肤病的甲基化水平不一样。天疱疮和银屑病主要是高甲基化，而红斑狼疮是低甲基化，这其中的发病机制还有待探究。他们对黑色素瘤和甲基化进行了很多研究，主要研究了甲基化和转移有关的领域。其认为，在人体脂细胞中，不管是原位黑色素瘤还是其他皮肤病，一般都不表达，表明处于高甲基化状态，而且和患者的生存期有关。

抑癌基因通常不是高甲基化，它不表达，在红斑狼疮的修饰是低下的，它的 H3K4 甲基化也是低下的，这是因为调控总量的修复，尤其是 SLET1 的表达是去甲基化的，因此有效水平就低。如果在老鼠中干预 SLET1，临床情况会好转，甲基化也会提升，这对狼疮鼠肾病的病理变化具有逆转效应，复合物的沉积显著下降，尿蛋白水平得到好转。黑色素瘤具有很多组蛋白修饰，尤其是甲基化转移酶会发生很多变化，正是由于这种变化，甲基化状态也发生变化，变化后与肿瘤的血管形成和细胞增生相关。

红斑狼疮患者的 microRNA 表达增强，DNA 甲基化转移酶的表达下降，继而发生 DNA 低甲基化，它们的过度表达能使人体的 T 细胞活化。银屑病的发生和发展都与人体的细胞因子有关，这些人体细胞因子都受 microRNA 的调控，其中之一是 microRNA-210，这与细胞周期紧密相关，在患者体内细胞中过度表达。在老鼠体内应用 microRNA 模拟物，能促进银屑病老鼠的变化；如果在老鼠体内去除 microRNA-210，能阻止银屑病的加重。在老鼠体内使用 microRNA-210 拮抗剂能延缓咪喹莫特（IMQ）诱导的银屑病老鼠模型出现银屑病样变化，这证明了 microRNA-210 在银屑病发病中的关键作用。

总而言之，人体的表观遗传修饰异常在人体黑素细胞、T 细胞基因调控、免疫性皮肤病及皮肤恶性肿瘤等复杂性皮肤病的发病机制中发挥着关键作用。人体异常的 DNA 甲基化、组蛋白修饰和 microRNA 应该可以成为人体复杂性皮肤病的治疗靶标和早期生物学标志。

参考文献

[1] 李博为，李舒丽，杨钰琪，等 . 白癜风免疫微环境对黑素细胞 CXCL10 表达的影响 [J]. 中国麻风皮肤病杂志，2017，33（1）：8-11.

[2] YANG Y，LI S，ZHU G，et al. A similar local immune and oxidative stress phenotype in vitiligo and halo nevus [J]. Journal of Dermatological Science，2017，87（1）：5-59.

[3] 马锦媛，杨钰琪，李舒丽，等 . CD8⁺T 细胞对白癜风患者黑素细胞的杀伤机制 [J]. 中国

麻风皮肤病杂志，2017，33（6）：341-343.

[4] XIE H，ZHOU F，LIU L，et al. Vitiligo：How do oxidative stress-induced autoantigens trigger autoimmunity？[J].Journal of Dermatological Science，2016，81（1）：3-9.

[5] CUI T，YI X，GUO S，et al. Identification of novel HLA-A *0201-restricted CTL epitopes in Chinese vitiligo patients [J]. Journal of Investigative Dermatology，2016，136（5）：109.

[6] 樊代明.整合医学——理论与实践 5[M].西安：世界图书出版西安有限公司，2019.

第八章　基于整合皮肤性病学理念研究中草药治疗银屑病、皮肤过敏性及自身免疫性疾病

中医药学是我国的文化瑰宝，它不只重视人体自身的统一，也注重人体和自然与周围环境的统一。

整合医学将已知的自然环境、社会和心理等因素有机地整合起来，把人类各领域中最先进的知识理论和各专科中最科学的实践经验整合，建立和健全更全面、更系统、更符合人体规律和人类健康的崭新医学体系。历史告诉我们：整合医学调整医学发展方向，创新医学思维，从医学专科化向整合方向发展，是人类医学发展的前进方向和目标。

第一节　国内银屑病研究进展

人类皮肤性病学的发展逐渐从宏观进入微观，也基本上从经验皮肤性病学进入循证皮肤性病学、转化皮肤性病学再到精准皮肤性病学。实际上，皮肤性病学专业学科的划分也不断精细化，并且各学科也逐渐趋于互相独立，这样很多皮肤性病科医务工作者的思维方式就脱离了整合观，容易机械化地"就病治病"，而缺乏整合观念。

银屑病是皮肤性病学中一种慢性难治性皮肤病，和很多复杂性皮肤性病一样，其发生是先天遗传因素和后天环境因素共同作用的结果。人体的正常表皮28天左右更新一次，而银屑病患者只要3天就可以更新一次，因此鳞屑是银屑病典型的临床表现特征。除了对银屑病做出诊断，还需要判断有无其他并发疾病。有专家学者通过有关研究指出银屑病患者容易并发高血压、肥胖等代谢性疾病，还与精神性疾病相关。然而，现在银屑病的诊治很多由皮肤科医务工作者单独进行，他们很少和其他学科系统进行交叉配合，这些诊疗一般以控制患者的症状为主，很多缺乏良好的防治生物标志物，预防复发和心理治疗往往缺乏和不足，门诊和出院患者一般缺乏科学的护理。

中南大学湘雅医院研究人员运用组学技术从代谢、肠道菌群的方向研究银屑病，他们采用液相色谱－质谱的手段研究分析了银屑病患者血浆脂质代谢物质的改变，第一次说明了脂质代谢，特别是甘油磷脂的代谢异常和银屑病有非常密切的关系。他们通过分析银屑病患者肠道菌群的变化，发现了嗜黏蛋白阿克曼菌在银屑病患者中明显下降，和肥胖、代谢综合征息息相关，该研究从肠道菌群的方向建立了银屑病与肥胖和代谢综合征的联系。他们对银屑病易感基因 *CD147* 的功能进行了深入研究，证明了 *CD147* 在银屑病皮损中存在着高表达，其主要集中在人体皮肤基底层细胞；通过荧光素酶报告基因和CHIP发现了银屑病转录因子Stat3能够结合在 *CD147* 启动子区域，构建了人体皮肤表皮特异性过表达 *CD147* 的转基因鼠，过表达 *CD147* 能够明显推进银屑病样皮损的过程。人体皮肤上皮细胞过表达 *CD147* 可以明显推动抗菌肽的表达，也抑制了人体细胞的分化。人体角质细胞中敲降 *CD147* 表达后，可以明显抑制 IL-22 诱导的炎症因子、抗菌肽的表达和推动人体角质细胞的分化，这说明了人体皮肤角质细胞中的 *CD147* 在银屑病患者的病程中所起的作用和所占的地位。

中日友好医院皮肤科和安徽医科大学皮肤病研究所合作，应用整合基因组学手段发现了 5 个与银屑病通路有关的基因：*PPARD*、*ATA3*、*TIMP3*、*WNT5A* 和 *PTTG*，科学证明了银屑病的免疫－炎症通路和感染疾病通路，发现癌症通路和银屑病相关。这项研究为研究银屑病的发病机制打下了坚实的基础。

安徽医科大学皮肤病研究所张学军教授的科研团队在银屑病研究上做了很多基础性工作，并取得了一系列原创性成就。银屑病最初大多由中医辨证论治，而在西医诊治的发展进程中，通过循证医学方法判断治疗方式的总体疗效逐渐被普遍接受，现在对于个体有效诊治的精准医学逐渐引起专家学者的重视。例如，张学军教授科研团队对近 300 例银屑病患者接受甲氨蝶呤治疗进行了研究，发现该药治疗患者的有效率只有 46% 左右。他们按疗效把患者划分为有效组和无效组，通过比较已经鉴定出来的分子标志物和组合发现患者个体用药有效率可能上升至 80% ~ 90%，这就是精准皮肤性病学。在诊疗方面，整合皮肤性病学重视把基因组信息和临床表型结合在一起，研究疾病出现不同临床表现的病因，药物疗效也被看成一种临床表型。就如现在提出的表型组计划，人的性状特征和疾病中的症状就是表型，组合基因组等信息后深入研究，就是整合皮肤性病学。就银屑病，应该将基础医学、临床医学，以及心理治疗、预防医学、健康管理、护理和社会关注等都科学有序地整合在一起，用整合皮肤性病学的模式和体系全面研究。

银屑病是一种慢性复发性皮肤病，预防非常重要。银屑病的发病和季节环境息息相关，冬季发病率特别高。作为皮肤性病科医务人员，应该将整合皮肤性病学观念传输给患者。我们可以建立微信群或者 QQ 群，把诊治过的患者统一集中管理，定期进行相关教育工作。通过这样的方法，能够有效指导患者养成良好的生活方式，合理预防疾病，防止其复发。建立和完善疾病随访队列是有效指导疾病诊治、预防其发生和发展的关键环节。如上所述，如果找到特异性生物靶点，就可以提高甲氨蝶呤的药物疗效，这需要通过建立大规模的随访队列才能实现。因此，张学军教授科研团队正在构建 10 万例银屑病队列，通过长期随访，就可以对已知诱因干预、潜在诱因和并发症发掘等进行总体的研究和整合。

护理工作在银屑病诊疗过程中的作用也逐渐受到重视，适当地泡温泉或药浴，或进行保湿、营养辅助、作息调理、运动和心态疏解都是银屑病整合预防和诊疗中的关键环节。目前，全球很多专家学者已经逐渐把该病的严重程度划分、诊疗方案、护理质量、并发疾病等内容写入了国际银屑病诊疗指南和共识中。需要重视的是，由于银屑病的发病有种族和地域的差异，因此不能照搬国外的有关指南和共识。张学军教授团队曾邀请了我国一批中医和中西医结合领域的研究人员共同编写了新版的《中国银屑病诊疗指南》。新版指南修订过程中的一项重点任务就是围绕整合皮肤性病学的观念，把中西医整合诊疗、其他学科的知识和经验、相关伴发疾病的防治整合起来。通过该新版指南的制定，科学整合银屑病的防治方法，提出疾病防治的国家战略，把我国人群的疾病特点和中医药诊治方法整合起来，努力为我国银屑病患者的健康服务，把整合皮肤性病学推向全球。

诊治银屑病，需要皮肤性病学基础和临床的整合。我们从对银屑病的基因组学开始探索，到目前对表观组、转录组、蛋白质组、代谢组、宏基因组、药物基因组和免疫组等的研究，基础医学的研究也在不断开拓前进，这对于认识疾病的病因和发病机制及开发新的靶向药物都有非常好的促进作用。目前，我国在皮肤性病学的基础研究方面还落后于国外同行，因此要鼓励皮肤性病科临床工作者努力进行相关疾病的基础性探索，并把这些基础性研究成果转化到临床工作中。例如，在基因组学方面，国外银屑病分子标志物在我国并不能完全适用，银屑病临床疗效较好的生物制剂也并不适用于国内的每个患者，只对带有相应药物靶点的患者才适合，不然疗效较差。因此，我们需要开发多组学生物标志物并加以整合，提高国内银屑病的疗效。

银屑病是一种常见的皮肤病，我们要以患者为出发点。多学科整合，才能取得最佳的疗效，提高疾病的诊治水平。心理治疗在很多疾病诊治过程中有一定的帮助，对银屑病患者也有疗效。我们需要加深对银屑病的关注，和皮肤的健康管理加以整合，通过广泛开展公益科普健康教育活动，提高大家对银屑病的关注。整合皮肤性病学是皮肤性病学科学发展的目标和方法，临床医务工作者要开阔眼界。

2002 年以来，上海交通大学基础医学院王宏林研究员一直在研究银屑病的分子发病机制。银屑病不是自身免疫性皮肤病，而是慢性炎症性皮肤病，这里主要研究的是寻常型银屑病。它主要的病理特点是人体表皮细胞过度增殖，伴炎性细胞浸润。王宏林研究员曾提到过，在流行病学特征方面，银屑病的发病率是 2% ~ 3%，美国有的地方为 4.6%，非裔欧洲人和非裔亚洲人为 0.4% ~ 0.7%，男女发病率差异不明显，任何人都有可能患病。目前将银屑病分为寻常型银屑病（斑块型、点滴状银屑病）、关节病型银屑病、红皮病型银屑病和脓疱型银屑病。

慢性炎症性皮肤病是因为人体的免疫系统发生问题，人体在感染或外伤情况下，皮肤细胞会被感染，它们再与自身的 T 细胞（如效应性 T 细胞）接触。人体为了对抗感染，会释放大量的炎症因子，从而使皮肤受到损害。这种原理与人体的很多慢性病或自身免疫病相似。

王宏林研究员团队经过一系列探索后发现呼吸道孤儿病毒（ROV）是银屑病的致病因子。呼吸道孤儿病毒激活人体的树突状细胞，然后通过两种模式识别其受体，一种模式为专门结合呼吸道孤儿病毒的受体，另一种模式为 T3 受体，它们是呼吸道孤儿病毒的两个信号通路。银屑病患者的信号通路被激活后，会分泌大量的 IL-23，最后引起角质层细胞增殖异常。

病毒会促进银屑病的产生：首先，患者的受体能够直接导致银屑病，其中 TLR-7 病毒受体的配体，能够直接导致银屑病；其 RIG-I 病毒受体的配体也会导致类银屑病。每年的秋冬季流感容易诱发或加重银屑病，流感疫苗也能够导致银屑病，丙型肝炎病毒（HCV）感染者也很容易患银屑病，无菌条件下动物模型没有类银屑病。

全世界有大约 1.45 亿银屑病患者，他们得病后需要终身用药，因此全球药物市场规模很大。银屑病还应该作为慢性病的一类模式，治疗银屑病的药物也可以用来治疗一些关节炎甚至其他疾病。在我国，治疗银屑病患者的药物很贵。

第二节　在整合皮肤性病学观念指导下研究中医药
及联合用药治疗银屑病

中医用精气学说、阴阳学说和五行学说来具体解释生命的秘密，使人体达到和周围环境相互适应。中医的很多观点和整合皮肤性病学相类似。中医讲整体，也很关注动态，提倡"天人相应"，看病不只要关注患者的疾病，还要关注人和社会、和自然、和他人之间的关系。从外界来讲，人体和自然有联系；从内部来讲，人体的脏器之间有关系。中医从理论体系和发展模式上，与整合皮肤性病学的思路和方法都有相似之处。

中医讲系统的理论，西医讲还原的理论。中医把"天、地、人"和"形、气、神"作为研究对象，来诠释和探索人体的生命力和活动，非常重视人和自然的和谐，要顺应自然，不能违背自然规律，不然，人类的健康会遭受损害。中医把人体分为"心、肝、脾、肺、肾"五大系统，用五行即"金、木、水、火、土"代表五脏。其中，金代表肺脏、水代表肾脏、土代表脾脏、火代表心脏、木代表肝脏。五行的关系是生克制化，诠释疾病的发生、发展和治疗。

中医重视人体的自我康复能力、预防能力、抗病能力和调节能力。通过调节人体来治疗局部疾病，不能头痛医头、脚痛医脚，具有一套独特的系统理论和思维方法。这其中就包括和整合皮肤性病学的联系。

银屑病病因不明，是多因素引起的慢性复杂性皮肤病，包括多基因、多靶点、多通路等。有研究发现，银屑病的生物学致病因素不是主要的，而生活方式因素是占主导的。以前我们是以治愈银屑病为主要目的，不断追求新技术和新方法。这种医学模式进行了几十年，疗效确实提高了，但发病率却可能更高了，反而引起恶性增长。今后的医疗模式应该从单纯的生理模式转变为兼顾生理、心理、社会和环境的整合皮肤性病学模式，不只局限于治愈银屑病，还包括预防银屑病和促进人类健康。在整合皮肤性病学领域，中医药因多靶点、多层次的作用特点，可能对银屑病发挥更大的作用。中医药在治未病中起主导作用，在其治疗中发挥协同作用，在其康复中具有核心作用。

探究单纯用中药治疗银屑病，或了解中药和西药联合用药时中药在其中的作用，是我们研究的一个重点。中医辨证包括三个方面：第一是辨体质，第二是辨症状，第三是辨疾病。首先看患者是什么体质，有些患者的治疗效果不好是体质的问题。临床最常见的情况是，除有大量脱屑症状外，还有很多皮肤炎症和关节异常等并发症发生。遇到这种情况，需要在治疗银屑病的基础上调整体质。

整合皮肤性病学认为，中医药治疗银屑病有其优势。在很多中药中的天然成分为我们治疗银屑病提供了新的思路。王宏林研究员团队一直在探索应用中药乳香治疗银屑病。乳香是一种天然植物皮部渗出的油胶树脂，它广泛分布于印度和非洲地区。与松香一样，乳香里面含有丰富的五环三萜类化合物，这类化合物成药性很高，疗效也好。在非洲肯尼亚用乳香来治疗银屑病已有 2000 年了，疗效很好。

王宏林研究员团队用了大约五年时间研究治疗靶点，利用这个治疗靶点可以探索很多种药物，临床上进行的合作研究也成效显著。五年前，王宏林研究员团队发现乳香的靶向基因是 *MAT2A*，可以控制 Th17 的分化。他们获取了乳香和 *MAT2A* 的共晶，效果非常好，其性状也很稳定。其团队是全世界第一个把小分子以晶体结构形式表现出来的科研集体。与此同时，他们还发现乳香可以杀病毒，可以治愈腹泻。乳香里面可能含有一些具有杀菌作用的物质，在这些实验中他们发现乳香在体外能够显著抑制耐甲氧西林金黄色葡萄球菌（MRSA）的增殖；在筛选实验过程中还发现，乳香比万古霉素的抑菌效果优秀，这一研究成果令人振奋。目前，他们正在收集其耐药菌做大规模临床实验。乳香的抗菌作用机制需要进一步探索，包括对人体细胞壁中因子的影响、有无新的治疗靶点，以及小分子化合物能否作为分子标志物来标记药物中的重要治疗靶点等。

治疗银屑病还有联合用药的问题。西医治疗银屑病比较推崇的是选择不同作用机制的药物，作用于不同靶点的药物，联合用药比使用单一作用机制的药物会更有效，不良反应也会更少。住院风险降低，急诊就诊率下降。所以，我们认为用中药治疗银屑病，再和西药整合应用，可能会取得更好的治疗效果。

第三节　整合皮肤性病学理念下研究治疗银屑病的中药多组分体内代谢和药效的关联

中药和化学药不同，中药基于临床有效，是反向的，正如樊代明院士所说的反向医学研究，从功能到结构，从经验到数据，强调临床安全有效。通过对中药进行反向研究，可以发现它的靶点，进而发现药效和作用原理。

中药的成分对多靶作用产生药效。药效输出是多方面的，需要用系统生物学方法从整体出发来研究中药的药效。中药具有多成分、多靶点综合作用的特点，探索和阐释其药效和代谢物质的基础是中药现代化研究的重要内容。在这里，我们需要用整合皮肤性病学理论来研究治疗银屑病的中药多组分体内代谢和药效的关联。

中药和化学药的代谢具有共通性。它是一个产生质变的代谢过程，通过药物在人体内和各种酶的作用产生一系列的代谢反应，也就是质变代谢。中药代谢具有特殊性，因其具有很多同系物，在降解代谢水解后，有效成分发生了变化或比例发生了变化，引起药效变化，这就是量变代谢，和人体内外都没有关系。

药物对机体也有作用，尤其是长期服用中药后，它对代谢及其效应都有很大的转变。所以，中药能标本兼治，因它对系统产生了作用。

在整合皮肤性病学理念下研究治疗银屑病的中药多组分体内代谢和药效关联研究已经有了好的开始，但中药现代化还任重道远，需要深入研究中医药的内涵，探索中西医整合的作用原理。

第四节　以中医方证代谢组学和中药质量标志物理论研究治疗银屑病的中药多组分体内代谢和药效

中药质量标志物是和中药药物效应直接相关的化学物质。它是我国刘昌孝院士最近一段时间提出的关于中药质量的新事物。在现在的有关中药质量标准中，监测或测定和检查的成分，和中药内在质量或治疗效果的相关性较差，存在用共性成分评价多个中药材，用微量成分测定来标定中药材整体质量等问题，缺乏特异性，造成中药质量标准质量控制能力较低。中药质量标志物是为了解决这些问题而提出来的有关中药质量研究的新事物。

中药质量标志物一般是在中药材、饮片、提取物和制剂中存在的，或是在加工过程中形成的和功效相关的物质。它的确定需要具备以下五个条件：第一是和功效相关；第二是结构明确，可以定性和定量；第三是标的中药材中所特有，其他中药材中不含有；第四是具备可溯源性；第五也是最重要的原则，即它能体现方剂配伍的原则和"君、臣、佐、使"的用药观念。从中心思想来理解，按照以上的五个原则要求中药质量标志物既要体现方剂的配伍，又要和有效性及安全性有关。

中药质量主要包括其有效性和安全性。质量标准包括鉴别、检查和含量测定等，它们是保证中药有效性和安全性的质量控制方法。在治疗银屑病中，通过方剂来反映治疗效果及其安全性，因此基于方剂在治疗银屑病中方证对应关系下中药的有效性去发现中药疗效的物质基础，以此作为中药质量标志物才能控制中药的内在质量。中药在治疗银屑病中也包含会产生不良反应的物质，按照以上五原则找寻中药质量标志物，继而建立中药的质量标准。如果这个中药质量标志物和治疗银屑病的治疗效果相关，也符合方剂配伍，那么其就能实现控制中药内在质量的最终目标，通过它建立的中药质量标准，能保证和控制中药的有效性和安全性。这是基于宏观的大质量观发现中药质量标志物的有效方法。

首先要反映银屑病的方证对应关系，以证候为切入点，以治疗方剂为研究对象，在证候和方剂对应的条件下，去评价方剂的治疗效果；在方剂显效的条件下，去研究方剂进入人体内的成分，包括在血液或肠道中的成分。把这些物质作为潜在的药效成分，再研究它和药效的关系，这是在人体内发现治疗银屑病显效状态下的有效成分，并且能够溯源到它的组成药，再按中药质量标志物的五原则从进入人体内的显效成分中去筛选或发掘符合要求的化学物质，把它作为中药质量标志物，就能用其建立中药质量标准。这就是研究思路。

按照此思路，要解决以下三个问题：第一，发现和鉴定证候的生物标志物。第二，方剂是复杂的化学巨系统,如何在其中找寻显效状态下和功能相关的物质,难度很大。第三,要研究进入人体内的成分中影响证候标志物轨迹的改变,从而表达治疗银屑病的效果,就要将两群物质(内源性证候生物标志物和进入人体内来源于方剂的化学成分)整合起来,研究它们之间发生的调整关系;待表达了治疗银屑病的效果,就可以发现人体内的显效成分,这便是方证代谢组学的核心技术和核心观念。

针对以上三个问题开展研究。第一,建立和完善技术去研究银屑病证候的生物学本质,发现它的生物标志物。要将代谢组学技术和中药血清药物化学相整合,其核心技术是利用代谢组学技术去研究银屑病证候的生物标志物,对银屑病证候进行精准判断,从而建立一个确定方剂有效性的精确评价体系。第二,因为人体外的活性导向不能反映人体内的生物转化。也就是以前的研究只关注了化学成分,只研究了化学成分对人的作用,没有把人体对药物的作用考虑进去,因此,它不能反映人体内药物的存在状态,不能反映生物转化或代谢,更不能解决方剂众多药物在 ADME 过程中的相互影响。方剂进入人体内表达治疗银屑病临床治疗效果时带入了很多成分,不是所有成分都和治疗效果相关,需要把有用的成分提取出来。第三,建立一种方法,即"基于生物标志物与体内显效成分关系的药效物质基础发现技术",创建一个软件,也就是 PCMS 软件。该软件可以进行代谢标志物和血清成分的关联度分析,已经获得了国家发明专利及软件著作权。

以上三个技术整合形成的创新研究策略和理论,就是中医方证代谢组学,目前已在国际上通用。它是一种强有力的、研究评价中药有效性的方法,是沟通中医学和现代医学的一种生物学语言。

这种中药质量标志物的研究思路和设计,包括很多研究细节,每个环节都需要深入研究。综上所述,中药质量标志物的研究要建立在中药药效物质基础的发现上,中药药效物质基础的发现一定是在方剂对应有效的状态下,体现治疗疾病临床疗效的真实状态,这样才能找到理想的中药质量标志物,进而更好地开展研究和治疗。

第五节　整合皮肤性病学理念下研究治疗皮肤过敏性及自身免疫性疾病的中药药理与临床

皮肤过敏及自身免疫性疾病的本质是人体皮肤的免疫系统处于一种虚烦状态、识别能力降低,导致"惊慌失措"、胡乱攻击,有时还会以自伤的过分方式进行自我保护,最终是"内忧外患"引起皮肤过敏性及自身免疫性疾病。正气充足的健康人体其皮肤免疫系统产生的抗体特异性高、针对性强,能有针对性地清除过敏原而不会伤及自身。

　　"外邪袭扰，正气不足，变生内杀"是皮肤过敏性及自身免疫性疾病的实质。外邪袭扰是病因，正气不足是关键。西医药治疗该病的免疫抑制剂有时等同于"拆东墙补西墙"，和中医药所弘扬的"损有余、补不足"的防治理念不同，容易使人体皮肤免疫系统"冰雪交加""险象环生"。所以，整合皮肤性病学的重要性突显了中西医整合防治是必然选择。

　　中医药通过辨证论治，可以恢复和改善人体皮肤免疫系统功能，在皮肤过敏性及自身免疫性疾病的防治中容易大显身手，然而，现实情况是中医药防治皮肤过敏性及自身免疫性疾病所起的作用很有限，要走的路很长。中医药界更多的是针对其中的单一疾病进行探索，没有统一的治疗指南和方向，有时真是"八仙过海各显神通"。

　　中医药学提倡"天人合一"整合皮肤性病学理念，认为人体皮肤和周围环境整合为相生相杀的有机整体。人体皮肤也寄生着大量的微生物和过敏原，它们之间有时可以相互帮助、相互促进，并不一定致病。微生物和过敏原组成的"生物屏障"，是人体皮肤抵御外邪过程中"可以依赖的力量"，也是第一道免疫屏障。它们直接防止了病原微生物和过敏原的侵扰，也可能对人体皮肤免疫系统尤其是免疫细胞的功能成熟起到关键作用。一般情况下，人体皮肤免疫系统和微生物及过敏原之间维持着奇妙的关系。这些相处原则使人体皮肤免疫系统功能更加完善。

　　抗生素的有效应用为人类生命健康保驾护航，但其过度使用和皮肤过敏性及自身免疫性疾病也具有重要的关联。因为抗生素对一些病原微生物和过敏原攻击的同时，也破坏了人体皮肤原有的平衡状态，使人体皮肤免疫系统失去一定的作用，引起其产生误判，导致其识别能力降低，从而令人体皮肤过敏性及自身免疫性疾病发生和发展。

　　现在有的中医对理解皮肤过敏性及自身免疫性疾病的防治上存在误差，他们受到西医"抑制免疫"思想的影响，不重视中医药的补法，忽视使用那些具有补气功效、经过中药药理研究证明具有提高人体皮肤免疫功能的药味。皮肤过敏性及自身免疫性疾病的特点是"外邪袭扰，正气不足，变生内杀"，在适当的时候扶正治疗并没有根本性错误。提高人体皮肤免疫功能并不一定加重人体皮肤的过敏反应，重要的是要提高人体皮肤免疫系统的识别能力，从而对攻击目标精准定位。"扶正"和"提高免疫"不是防治皮肤过敏性及自身免疫性疾病的禁忌，而是提高其临床治疗效果的好方法。防治"正气不足"需要补气，也需要使用补法，更需要辨证论治，适当的"养阴""祛湿"等对症治疗都可以"扶正"。

　　皮肤自身免疫性疾病还要从中医药学的"神机"去思考。这里狭义的"神"是指神志，就是精神思维活动，广义的"神"指的是神机。《素问·五常政大论》中有："根于中者，命曰神机，神去则机息。"这里的"神"是指生命活动有序的主导，也就是现代西医讲的遗传信息在特定时空中精准的反映。神机的健旺正常是人体皮肤健康的基本保证，因此《素问》中也有"失神者亡"的描述。人体皮肤针对外邪的侵扰，精准产生免疫反应，而不会和皮肤自身组织发生交叉作用，这就是神机健旺的体现。皮肤自身免疫性疾病是神机紊乱和失于明察的一种表象，这种"神机失察"是产生皮肤自身免疫性疾病的直接病因。所以，可以通过调神治疗皮肤自身免疫性疾病。

中医药认为广义的"神"和狭义的"神"有相通的地方，两者可以相互作用。清代鲍相璈的《验方新编》讲的"四神煎"治疗鹤膝风，其中有金银花、生黄芪、川牛膝、石斛、远志等，现在被广泛用于治疗皮肤自身免疫性疾病，方中的远志可以看成寓有调神的治法；金银花主为祛邪；石斛是扶正；生黄芪扶正和祛邪并进；川牛膝归肝、肾经，性下行，为引经报使所设，使药物直达病所。调神的方法还有很多，首先，要有充分、有质量的睡眠，可以养神；其次，可以根据病情使用珍珠母、夜交藤、徐长卿、茯苓、灵芝、郁金、石菖蒲和远志等安神的中药，药味要少、用量要轻。如果药味重了容易喧宾夺主，反而失去其目的；最后，周围环境要安静，心静如水，不要侵扰神志。

治疗皮肤过敏性及自身免疫性疾病还有联合用药的问题。西医研究发现皮肤过敏性及自身免疫性疾病有几种发病机制，西医治疗皮肤过敏性及自身免疫性疾病比较推崇的是选择不同作用机制的药物，作用于不同靶点的药物，联合用药比使用单一作用机制的药物会更有效，不良反应会更少。中药作为治疗皮肤过敏性及自身免疫性疾病药物，和西药整合应用，可能会取得更好的治疗有效性。

在整合皮肤性病学理念下进行治疗皮肤过敏性及自身免疫性疾病的中药药理与临床的研究已经有了好的开始，但中药现代化还任重道远，我们还要深入研究中医药的内涵，探索中西医整合的作用原理。

参考文献

[1] 蒙军. 整合皮肤性病学研究初探 [M]. 北京：科学技术文献出版社，2021.

[2] ZENG C, WEN B, HOU G, et al. Lipidomics profiling reveals the role of glycerophospholipid metabolism in psoriasis [J]. Gigascience, 2017, 6（10）: 1-11.

[3] TAN L, ZHAO S, ZHU W, et al. The Akkermansia-muciniphila is a gut microbiota signature in psoriasis [J]. Experimental Dermatology, 2018, 27（2）: 144-149.

[4] PENG C, ZHANG S, LEI L, et al. Epidermal CD147 expression plays a key role in IL-22-induced psoriatic dermatitis [J]. Scientific Reports, 2017, 7: 44172.

[5] DOU J, ZHANG L, XIE X, et al. Integrative analyses reveal biological pathways and key

genes in psoriasis [J]. Br J Dermatol，2017.

[6] 樊代明. 整合医学——理论与实践 7[M]. 西安：世界图书出版西安有限公司，2021.

[7] 樊代明. 整合医学——理论与实践 6[M]. 西安：世界图书出版西安有限公司，2019.

[8] 樊代明. 整合医学——理论与实践 5[M]. 西安：世界图书出版西安有限公司，2019.

[9] 樊代明. 整合医学——理论与实践 9[M]. 西安：世界图书出版西安有限公司，2021.

第九章　基于整合皮肤性病学理念的营养膳食管理初探

第一节　皮肤性病学和营养学整合的意义

皮肤性病学和营养学作为两个学科，从不同的方面探索研究人类的健康和皮肤性病，两者的目标是一致的，都是为了预防皮肤性病的发生，控制其发展，进而保障人类生命全周期的健康。最近几十年，我国居民的皮肤性病的疾病谱发生了巨大的变化，已经从传染性皮肤性病向慢性非传染性皮肤性病转变。然而，现代皮肤性病学对慢性皮肤性病往往心有余而力不足，有时甚至无能为力。只有把皮肤性病学和营养学整合，才能最大限度地发挥两者的作用，保障人类健康。

营养学对人类皮肤和性器官健康的重要性大家有目共睹。营养和皮肤性病的发生、诊疗及康复都关系紧密。营养不足可以引起相应的皮肤性病，要保障人类整个生命周期皮肤和性器官的健康，良好的营养非常重要。

从 2016 年以来，我国颁布了多项关于全民健康的重要政策文件，如《中华人民共和国基本医疗卫生与健康促进法》《国民营养计划（2017—2030 年）》《健康中国行动（2019—2030 年）》《"健康中国 2030"规划纲要》等，体现了我国高度重视营养在健康促进方面的作用，这为开展皮肤性病学和营养学的整合营造了良好的环境。

第二节　皮肤性病学和营养整合的必要性

营养是人类生命的物质基础，也是治疗皮肤性病和健康长寿的保证。合理均衡的营养可以提供人体预防皮肤性病的能力，减少并发症，促进皮肤性病患者康复。在皮肤性病学模式发生变化的当代，营养治疗作用日益重要。科学、合理、及时和均衡的营养治疗，是整合皮肤性病学的重要内容，对提高临床诊治水平、恢复人体组织细胞功能起到关键性的作用。皮肤性病学和营养学的整合，可以提高皮肤性病临床指导的预见性，强化营养在皮肤性病学诊疗康复中的准确性，实现医疗资源效益的最大化，更好地满足患者的生命健康要求。

在国外，营养已经作为皮肤性病预防、诊疗和康复系统服务的重要组成部分，已经整合到医疗卫生保健服务活动的各个方面。而在我国的皮肤性病医疗卫生保健体系中，营养的作用一直没有得到足够的关注，造成有的皮肤性病住院患者出院时的营养状况不很理想，可能增加患者的医疗费用和影响医院的病床周转率；学术团体公布的皮肤性病慢性病营养指南或专家共识也很难发挥实际作用。特殊人群（妇幼和老年人群）皮肤性病的健康保障缺乏有针对性的营养研究和方法。

现在，我国三级医院中设置营养科的比例大约是 61.4%，且能力水平高低不均；而二级医院有营养科的比例大约是 5%。约一半的皮肤性病住院患者明确存在各类营养问题，但得到营养评价和恰当营养支持者不到 3%。以皮肤肿瘤患者为例，营养不良的发生率高达八成左右，中度和重度营养不良的发生率高达六成左右，而重度营养不良的皮肤肿瘤患者中，没有营养治疗率高达六成左右。我国省级和地市级妇幼保健机构中，只有一半左右的机构设置了孕期（围生期）营养门诊或提供了营养服务，设置儿童营养和喂养科或提供儿童营养服务的约占一半，近一半的孕产妇和儿童没有得到妇幼营养服务。老年人群就医，选择社区或乡镇卫生服务机构的约占一半，基层医疗机构中基本都没有营养专业工作者；大约六成的大型养老机构在宣传广告材料中保证有营养师负责制订食谱，可以提供老年慢性皮肤性病患者所需要的特殊膳食，而大多数中小型养老机构没有专业营养师，医疗卫生保健系统对老年人的膳食营养服务严重欠缺。综上所述，我国的皮肤性病学和营养学的整合困难重重。

发达国家或地区比较重视营养在皮肤性病医疗中的作用，营养科作为医院的重要科室，和皮肤性病科配合开展相应的临床诊疗工作。皮肤性病住院患者（尤其是慢性皮肤性病）治疗方案的制订应该有营养医师参加。医院营养科的主要职责是对需要营养支持的患者提供以医疗膳食为主的营养调整，和为以肠外、肠内治疗为主的药品制剂进行营养支持。一些西方国家设置了以营养支持小组为代表的工作模式。伴随皮肤性病临床营养学科建设的进步，逐渐以完善的营养科室建制代替营养支持小组，有的医院还设置了营养病房。

我国有些医院的皮肤性病患者的营养治疗大多由医疗机构的营养科承担，营养科室的职责和服务内容主要包括营养门诊、医疗膳食，肠内、肠外营养和临床会诊。受历史原因的影响，我国也有外科医师、ICU 医师、药师或护理人员在医院内兼职从事皮肤性病患者的营养支持和服务。现在我国皮肤性病临床营养还没有诊疗科目，无法进行独立皮肤性病医疗操作收费。和营养治疗有关的医疗收费都依托于临床医护来源的皮肤性病医疗收费。肠内、肠外营养治疗只有部分纳入药品模式才能进行医疗收费，并在限制适应证条件下部分纳入医疗保险。发达国家和地区的皮肤性病临床营养从业人员及其临床（社会）作用都通过对患者进行营养筛查来指导临床营养治疗。

在营养治疗的服务模式和医保支付方面，发达国家和地区皮肤性病临床营养支持的发展已经很成熟了。与营养有关的皮肤性病诊疗服务和产品（特殊医学用途配方食品、肠外营养制剂），只要符合规定，医疗保险都能给予全部或一定比例的报销。在美国，注册营养师提供的营养咨询服务纳入了医疗保险报销范围；肠内营养也纳入了医疗保险报销，并有明确的报销规定。德国通过法定的公立保险和私立保险的方式，可以报销规定条件下的肠内营养制剂、特医食品等服务支出。亚洲国家包括印度尼西亚、韩国、新加坡和日本，营养管理都进入了医疗保险报销。在日本的医保报销条件包括医师、护士和营养师三方出具的医疗文书证明。韩国要求营养支持小组出具相应的医疗文书。

第三节　皮肤性病学与营养膳食管理的整合

营养膳食医学在整合医学中起到"一前一后"的作用，前期预防研究必须优先进行、后期干预必须持续跟进，贯穿整合医学的始终。在皮肤性病的防治和健康管理中，营养膳食医学只有和基础医学、临床医学及预防医学各学科全面整合后，才能提出行之有效的防治方案和健康策略。

1. 皮肤性病防治的营养膳食理论探讨

（1）皮肤性病患者营养膳食健康管理的目的和意义　营养膳食健康管理是健康管理的重要内容，其主要目标是通过规范的营养膳食支持、营养膳食补充和医学营养膳食治疗来改善患者的临床结果，提高其生活质量和成本－效果比，使患者受益。

营养和积极的身体活动十分重要。在预防皮肤性病方面，保持人体良好的营养健康状况和免疫功能，是预防包括皮肤性病在内各类疾病的重要基础。合理的营养膳食和免疫功能维护是近年来营养膳食学研究的热门领域。在医学微观层面，聚焦于某类或某些营养素（包括蛋白质、脂肪、微量营养素等）或其活性代谢产物免疫调节作用的分子机制；在医学宏观层面，通过营养膳食改善人体免疫系统的整体功能，以达到改善皮肤性病患者临床结果和促进人体健康的目的。现在认为，蛋白质能量营养不良对人体的淋巴器官、细胞免疫功能、免疫球蛋白和抗体、补体系统和吞噬细胞、溶菌酶和铁结合蛋白等均可产生严重的不良影响，造成人体对各类病毒和细菌感染的易感性增加。老年人、部分慢性或恶性疾病患者等是营养不良的高发人群，也是皮肤性病的高危人群，要引起重视。有关研究证明，对存在营养风险的患者，若未接受合理规范的营养膳食健康管理，将造成其住院时间延长和再住院率显著增加。

营养性疾病不像化学性疾病,后者病因唯一,营养性疾病则不一定。在皮肤性病治疗方面,规范合理的营养膳食支持治疗能有效改善有营养风险患者的临床结果。在我国和美国进行的多中心前瞻性队列研究中,对有营养膳食风险的患者给予规范化营养膳食支持治疗,其感染性并发症和总并发症发生率比无营养膳食支持的患者显著降低,其成本效果比也显著改善。在近期发表的皮肤性病临床病例报道中,已明确营养膳食支持治疗应作为综合性治疗的辅助方式之一,其作用已得到肯定。对各类皮肤性病危重症患者,荟萃分析也表明,在胃肠道功能允许时,早期使用肠内营养膳食支持治疗,可有效维护肠黏膜屏障和免疫功能,改善临床结果,包括降低皮肤性病患者的感染性并发症发生率和死亡率;在皮肤性病患者胃肠道功能不允许、肠内营养膳食支持治疗不可行时,在患者入院 48 小时内尽早启动肠外营养膳食支持治疗可降低皮肤性病患者感染性并发症发生率和死亡率。

(2)皮肤性病患者康复期营养膳食注意事项 对所有出院的皮肤性病康复患者,营养膳食健康管理的目标是维护患者的营养膳食健康状况,改善其生活质量,降低皮肤性病复发风险。对有营养膳食健康风险或营养不良的皮肤性病患者,出院后可继续给予经口自然营养膳食或口服营养膳食补充。同时,应常规监测营养膳食健康状况指标、代谢指标和感染相关指标,如体重、人体成分、握力、肌肉状况、血尿常规、肝肾功能等,必要时给予家庭营养膳食健康支持。

2. 维生素和皮肤健康的整合

维生素是人体的一种基础营养素,是调节人体功能的重要物质。维生素 A 通过调节上皮组织 DNA 转录参与调节上皮组织细胞的生长和分化,它是平常食物中分布广泛的维生素,主要分布在动物的肝脏、鱼肝油、全乳、奶油、禽蛋类等产品及蔬菜水果中。烟酸和维生素 B_6 合用可以预防糙皮病引起的皮炎。这种皮炎主要是因为烟酸减少引起的,烟酸可以摄取,也可以由色氨酸合成。烟酸主要存在于动物性或坚果类食品中,且含量比较丰富。乳和蛋类的色氨酸在人体内可以转化成烟酸,其中色氨酸含量比较高。维生素 B_6 主要存在于蔬菜水果中,在菠菜、香蕉、卷心菜中含量较多。

3. 抗氧化食品因子和皮肤健康的整合

很多食品含有抗氧化因子,通过食品的改善,可以防止自由基对人体的伤害。芒果中的五倍子酸、苹果中的熊果酸、葡萄中的白藜芦醇和抗氧化食物添加剂中的鼠尾草酸等物质都有强大的抗氧化活性,对抗癌、抗衰老、抗炎、保护神经、预防肥胖、预防糖尿病、增强免疫力等有一定作用。姜黄素也是很重要的抗氧化因子,可以通过皮肤抗炎，诱导皮肤细胞快速迁移和分化，从而加速皮肤伤口痊愈。国际上对姜黄素的研究很积极。平常吃的杨梅素也可以通过激活 Nrf2-Keap1 途径，起到预防皮肤癌的作用。蔬菜水果豆类中的芹菜素能抵抗紫外线、减少人体 DNA 的损伤、抑制真皮成纤维细胞的活性和表达，同时下调 AP1 的活性。豆类中也具有保护皮肤的物质，如金雀异黄素可以抵抗人体 DNA 损伤，减少人体皮肤增厚、出现红斑和溃疡等皮损。黑加仑、葡萄、蓝莓、枸杞、桑葚等颜色稍微深一点的食物中富含花青素。西红柿、杧果、木瓜、柿子、李子、西瓜等蔬菜水果中富含番茄红素，具有抗氧化作用，能有效预防紫外线引起的皮肤癌和有的皮肤红斑状敏感性改变。咖啡和葡萄酒中富含的咖啡酸也能保护皮肤，苦菊等菊科特色蔬菜中的菊苣酸（咖啡酸的前期物质）在人体内分解，也能形成咖啡酸。

4. 芝麻酚和皮肤健康的整合

芝麻中主要的酚类物质芝麻酚也是主要的活性物质。它具有很强的抗氧化活性，通过其生物活性，调控神经细胞的氧化还原功能，改善不合理饮食导致的胰岛素抵抗和认知功能障碍。芝麻酚可以抑制皮肤黑色素的生成，从而美白皮肤，也能促进皮肤伤口愈合。所以，老百姓用芝麻油治疗皮肤烫伤也是有一定道理的。

实际上，营养膳食医学本来就是整合医学。营养膳食医学本身就要求医学的整合，不但要整合流行病学、统计医学等预防医学学科，还要整合基础医学、临床医学和社会医学等。皮肤性病是环境因素和机体因素相互作用的结果，要做到高效防治皮肤性病还得靠营养膳食医学。营养膳食在皮肤性病防治中的作用不可替代。作为健康管理的重要部分，要重视营养膳食健康管理在改善皮肤性病患者的营养状况、免疫状况、临床结果和生活质量等方面的非常地位，将营养膳食健康管理纳入皮肤性病的预防、治疗和康复的整个过程。

第四节　临床皮肤性病学和营养学整合存在的问题

营养支持是皮肤性病预防、治疗和康复中的重要方法，有时可以改善皮肤性病临床效果、降低其医疗费用和提高患者生活质量。然而，我国皮肤性病临床医师对营养支持的作用普遍认识不足，加之皮肤性病临床营养工作缺乏诊疗科目，支持工作未得到足够的重视；暂时没有相应的政策要求将营养服务纳入皮肤性病临床诊疗规范中，也没有相关的考核指标等。

在我国，本科皮肤性病学临床专业的医学生在 5 年系统化培训中，只有部分医科院校把预防医学或卫生学作为必选科目，然而，营养科目所占课时却不够 1%。国家规定的住院医师规范化培养和专科医师培养也没有营养学培养项目；在皮肤性病学临床医师的继续教育过程中，也没有明确学习营养学相关内容的要求。

由于我国没有设定皮肤性病学营养诊疗科目，医院的营业执照中没有皮肤性病学营养相关服务内容，故其作用和职责无法体现，造成皮肤性病学营养人才严重流失和短缺。

第五节　皮肤性病学和营养学整合的策略和建议

在皮肤性病学和营养学整合过程中，需要落实《中华人民共和国基本医疗卫生与健康促进法》《健康中国行动（2019—2030 年）》《国民营养计划（2017—2030 年）》《"健康中国 2030"规划纲要》，坚持以人为本，发挥营养在皮肤性病预防、诊疗和康复中的作用。

在省（直辖市 / 自治区）级、地（市）级医疗机构中，应该设置营养科室，并同临床科室一样，承担为皮肤性病患者独立提供营养诊疗服务的职责。在县（区 / 市）级医疗机构中，有条件的应该开设营养科室，条件不足的，保健科要配备 2 名以上营养专业人员，承担为皮肤性病患者提供营养诊疗服务的职责。在社区和乡镇医疗机构中，应该配备至少 1 名营养专业人员，全科医师要经过营养专业机构培训，并取得营养专业继续教育的承认许可。社区和乡镇医疗机构应该承担为辖区居民提供营养咨询指导和诊疗服务的职责。

在皮肤性病学教育和培训过程中，建议把营养专业课作为医科院校本科生的必修课程，并列入医学生毕业前的考核标准，对毕业前应该具备的营养学知识提出基本要求。在国家住院医师规范化培训中，把营养专业知识和实践技能作为培训内容；在皮肤性病学继续教育中，对营养专业知识和实践技能提出明确要求。总而言之，要将营养学的教育和培训，作为皮肤性病学教育和培训中不可分割的一部分，只有这样才能确保未来的皮肤性病科医务人员能够很好地为患者提供医疗服务。

参考文献

[1]　樊代明 . 整合医学——理论与实践 [M]. 西安：世界图书出版西安有限公司，2016.

[2]　樊代明 . HIM，医学发展新时代的必由之路 [J]. 医学争鸣，2017，8（3）：1-19.

[3]　樊代明 . 整合医学——理论与实践 7[M]. 西安：世界图书出版西安有限公司，2021.

[4]　樊代明 . 整合医学——理论与实践 2[M]. 西安：世界图书出版西安有限公司，2017.

[5]　樊代明.整合医学——理论与实践 5[M].西安：世界图书出版西安有限公司，2019.

[6]　杨晓霖，贺召丹，王华峰.虚构叙事中的医学人文启示：从循证医学到叙事医学 [J].中国医学人文，2019，5（4）：6–12.

[7]　曾强.功能医学概论 [M].北京：人民卫生出版社，2017.

[8]　王晶金.从证伪到多元批判理性的范式转向——约瑟夫·阿伽西的科学观与科学史观 [J].科学与社会，2019，9（3）：41–49.

[9]　樊代明.整合医学——理论与实践 6[M].西安：世界图书出版西安有限公司，2019.

[10]　王昊，张锦英.医疗实践中的医学与科学 [J].医学与哲学，2019，40（7）：25–28.

[11]　李春微，于康.营养干预对老年人肌肉蛋白合成的影响：系统综述 [J].中华健康管理学杂志，2017，11（1）：34–39.

[12]　YU K, ZHOU X R, HE S L. A multicentre study to implement nutritional risk screening and evaluate clinical outcome and quality of life in patients with cancer [J]. European Joarnal of Clinical Nutrition, 2013, 67（7）：732–737.

[13]　LI X Y, YU K, YANG Y, et al. Nutritional risk screening and clinical outcome assessment among patients with community–acquired infection：A multicenter study in Beijing teaching hospitals [J]. Nutrition, 2016, 32（10）：1057–1062.

[14]　JIE B, JIANG Z M, NOLANT M T, et al. Impact of nutritional support on clinical outcome in patients at nutritional risk：a multicenter, prospective cohort study in Baltimore and Beijing teaching hospitals [J]. Nutrition, 2010, 26（11–12）：1088–1093.

[15]　ZHANG H, WANG Y, JIANG Z M, et al. Impact of nutrition support on clinical outcome and cost–effectiveness analysis in patients at nutritional risk：A prospective cohort study with propensity score matching [J]. Nutrition, 2017, 37：53–59.

[16]　樊代明.整合医学——理论与实践 3[M].西安：世界图书出版西安有限公司，2018.

[17]　刘彩云、杜红娣、李薇，等.基于临床护理路径的营养支持对阿尔茨海默病老年住院患者营养状况和生活质量的影响 [J].中华临床营养杂志，2019，5：287–292.

[18]　李雪梅，石磊，张永胜，等.2019 年西部地区 230 家二级以上医院临床营养科现状调查与分析 [J].检验医学与临床，2020，17（15）：2175–2178.

[19]　宋春花，王昆华，郭增清，等.中国常见恶性肿瘤患者营养状况调查 [J].中国科学：生命科学，2020，50.

[20]　王长玲.营养状况对老年住院患者发生医院感染的影响 [J].中国临床医师杂志，2019，47（2）：196–198.

[21]　Academy Quality Management Committee. Academy of Nutrition and Dietetics：Revised 2017 Scope of Practice for the Registered Dietitian Nutritionist [J]. J AcadNutr Diet, 2018, 118（1）：141–165.

[22]　李增宁，许红霞，任雨薇，等.关于加强临床营养教育的若干建议 [J].肿瘤代谢与营养电子杂志，2020，7（1）：27–31.

[23] YU E，MALIK V S，HU F B. Cardiovascular Disease Prevention by Diet Modification [J]. Journal of the American College of Cardiology，2018，72（8）：914-926.

[24] CUERDA C，MUSCARITOLI M，DONINI L M，et al. Nutrition education in medical schools （NEMS）.An ESPEN position paper [J]. Clinical Nutrition，2019，38（3）：969-974.

[25] 沈秀华，马爱国，杨月欣，等 . 国内外现行注册营养师制度比较分析 [J]. 营养学报，2018，40（5）：493-497.

[26] GRAMMATIKOPOULOU M G，KATSOUDA A，LEKKA K，et al. Is continuing medical education sufficient？Assessing the clinical nutrition knowledge of medical doctors [J]. Nutrition，2019，57：69-73.

[27] 孙仁华，江荣林，黄曼，等 . 重症患者早期肠内营养临床实践专家共识 [J]. 中华危重病急救医学，2018，30（8）：715-721.

[28] 王杰 . 中国居民营养与健康状况检测报告之十：2010—2013 年中国孕妇乳母营养与健康状况 [M]. 北京：人民卫生出版社，2020.

[29] 贾珊珊，张坚 .WS/T552-2017《老年人营养不良风险评估》标准解读 [J]. 中国卫生标准管理，2018，9（9）：1-2.

[30] 刘尚昕，于普林 . 人口老龄化对我国健康保健服务体系的挑战与对策 [J]. 中华老年医学杂志，2020，39（3）：255-258.

[31] 刘远立，郑忠伟，饶克勤，等 . 老年健康蓝皮书：中国老年健康研究报告（2018）[M]. 北京：社会科学文献出版社，2019.

[32] 张坚，赵丽云，何丽，等 . 中国居民营养与健康状况检测报告之十二：2010—2013 年中国老年人营养与健康状况 [M]. 北京：人民卫生出版社，2019.

[33] 杨振宇 . 中国居民营养与健康状况检测报告之九：2010—2013 年中国 0 ~ 5 岁儿童营养与健康状况 [M]. 北京：人民卫生出版社，2020.

[34] 丁钢强 .2013 年中国 5 岁以下儿童营养与健康状况报告 [M]. 北京：北京大学医学出版社，2019.

[35] 赵文华 . 中国居民营养与健康状况检测报告之六：2010—2013 年人群超重肥胖及十年变化 [M]. 北京：人民卫生出版社，2020.

[36] 中华医学会妇产科学分会产科学组 . 孕前和孕期保健指南（2018）[J]. 中华妇产科杂志，2018，53（1）：7-13.

第十章　基于整合皮肤性病学理念研究泛素化与艾滋病

第一节　泛素的发现和发展

真核生物蛋白质的主要部分受翻译后修饰的控制和调控，其中最突出的是严格保守的蛋白质泛素的共价修饰（泛素化）。泛素化是指泛素分子在一系列特殊酶的作用下，对靶蛋白进行特异性修饰的过程，特殊酶包括泛素活化酶（E1）、降解酶、连接酶和缀合酶等。泛素化在蛋白质的定位、代谢、功能、调节和降解等方面都有很重要的作用。同时，它们也广泛参与到包括细胞周期、增殖、凋亡、分化、转移及其基因表达、转录调控、信号传导，以及损伤修复、炎症免疫等一系列生命活动的调控中。通过研究表明泛素化和肿瘤，以及神经系统、心血管系统等疾病的发生密切相关。

1. 泛素的发现

泛素的发现最早可以追溯到 1953 年，当 DNA 双螺旋结构登上 Nature "舞台"，Simpson 利用放射性核素进行代谢实验并发表了《生物细胞中蛋白质分解中需要代谢能量，即需要 ATP 的加水分解》论文。在以后很久的一段时间里，这篇文章没有引起重视。当时热力学的世界观认为加水分解反应是产能反应，和需要能量的合成反应不同，该过程是不需要能量参与的。1975 年，Goldstein 把泛素当作胸腺激素，但很快明确了其就是标本中混入的物质，即泛素是"被错误发现的分子"。正因为这个研究，创造了"泛素"这个名字，使其载入史册。Goldstein 等为了强调这个物质在所有的组织细胞中普遍存在，就其普遍性将其命名为泛素。1977 年，Goldberg 等报道在网织红细胞的提取液中加入 ATP 可以明显推进蛋白质的分解，伴随着蛋白质分解有能量消耗，这篇文章使在图书馆存放很久的 Simpson 的论文被发现。1978 年，Ciechanover 等通过 DEAE- 纤维素柱和盐析的方法成功提纯 APF-1（APF-1 是热稳定性较好的小分子蛋白）。1980 年该蛋白质被 Wilkinson、Urhan 和 Hass 等证明其就是泛素。

2. 泛素的发展

1980 年，Ciechanover 等通过 ^{125}I 标记证实泛素可以和一些蛋白质形成共价连接。同年，Hershko 等发现多个泛素分子以链状方式，通过 C 端羧基和底物蛋白的赖氨酸 ε - 氨基形成酰胺键。ATP 的参与提供了反应过程的可控性和底物特异性，其表明泛素介导的蛋白质酶解可能具有生物学的普遍意义。

1981 年，泛素活化酶被分离纯化，该酶和泛素间形成高能硫酯键。同时，在纯化泛素活化酶的过程中发展了共价亲和色谱柱方法，此法对于 E2、E3 酶的纯化很重要。与此同时，Hershko 和 Ciechanover 提出了泛素在蛋白质分解中所起基本作用的假说：泛素通过泛素活化酶（E1）、泛素缀合酶（E2）、泛素连接酶（E3）的多级反应和目标蛋白共价结合，多数泛素分子枝状连接形成聚泛素链，而聚泛素链成为蛋白水解酶攻击的标记，被捕捉到的目标蛋白快速分解。

20 世纪 80 年代，Varshavsky 采用分子生物学技术把 Hershko 等用生物化学方法认定的 E1、E2 和 E3 等酶群所对应的酵母基因一一分离出来。这些研究把明确泛素链作为细胞体内实际分解信号的功能，把"泛素假说"中的"假说"两字从文字上去掉了。1984 年，第一次报道关于泛素系统在细胞内生理功能的里程碑式的论文发表，打下了泛素参与细胞周期调控理论的基础。

以后对于泛素的研究，从 1984 年和泛素有关的文章不到 100 篇，到 2020 年已经近 6000 篇，从侧面说明了泛素研究的高速发展。在生命科学领域的顶尖杂志 *Nature*、*Science* 和 *Cell* 中，每期都有"泛素"的话题，现在有关泛素的研究仍然在高速发展着。泛素 - 蛋白水解酶体作为决定人体内众多生理反应能够高速、一过性和单向进行的合理手段，在细胞周期、DNA 修复、应激应答、质量管理、转录控制、信号传递、免疫应答、代谢调节和凋亡等生命科学的广泛领域起到了关键作用。

第二节　泛素与艾滋病

艾滋病，全称为获得性免疫缺陷综合征（AIDS），于 20 世纪 80 年代初第一次被认为是传染病。在法国和美国科学家的共同努力下，1983 年成功地明确了这种疾病的病原体。其病毒是人类逆转录病毒，和 Gallo 实验室鉴定的人类嗜 T 淋巴细胞病毒（HTLV）很不一样，最初被命名为淋巴结病相关病毒（LAV），后来被命名为人类免疫缺陷病毒（HIV）。需要引起重视的是，1986 年，另外一种人类逆转录病毒在西部非洲被证实引起艾滋病，但没有欧洲和美国分离出的病毒厉害。系统发育和免疫学分析表明，这种非洲病毒和最初的 LAV 虽有亲缘关系，但不一样。只要确定了该综合征的致病因素，以后的研究目的就在揭示这些新的人类病毒的生物性特性。这些研究说明，该病毒主要通过三种方式传播：第一，通过性生活感染；第二，直接接触受感染者的体液（包括输血、器官移植和共用注射器等）；第三，女性在分娩或母乳喂养过程中垂直传染给自己的孩子。

HIV 利用泛素化和 SUMO 化来修饰其病毒蛋白，通过不同的机制实现生产性感染。需要这些修饰才能发挥其功能特征的最好的 HIV 蛋白：p6 是作为 AGA 多肽的一部分合成的，在 GAG 的 C 末端有一个由 52 个氨基酸组成的区域。该结构域在 VPR 和 VPX 进入颗粒及其子代 HIV 病毒粒子的萌发和释放事件中起到重要的作用。它是通过 p6 中广泛的 PTMS 实现的，包括 Ser40 的磷酸化（对于其和质膜磷脂的结合非常重要），Lys27 的 SUMO 化以及 Lys27 和 Lys33 的单一泛素化。虽然 p6 在 HIV-1 中具有高度多态性，然而，它包括几个保守区域，也就是晚期结构域，这些区域允许 p6 和细胞分子相互作用来推进病毒粒子的释放。第一个 p6 晚期结构域，PTAP 四肽基序（Pro-Tyr）和 Tsg101（肿瘤易感基因 101）相互作用；第二个晚期结构域，YPX3L 基序和 Alix（ALG-2 相互作用蛋白 X）结合。Tsg101 和 Alix 都属于 ESCRT 机制，其主要作用是帮助多个囊胚体萌发和分裂，并推进细胞质分裂过程中的膜分裂。所以，HIV 已经进化到劫持细胞 ESCRT 机制，来推进其后代从质膜释放并取得其包膜的地步。如果 p6 是单苷化的，则 p6 和 Tsg101、Alix 与其他 ESCRT 组分的结合程度将大大增强。但是，SUMOylated p6 的萌发活性明显受损。如上所说，p6 的 SUMO 化和单一泛素化发生在相同的残基（Lys27），使得这两个 PTM 相互排斥。所以，p6 的 SUMO 化阻止了它的泛素化，泛素化对 Tsg101 的招募很重要，引起病毒粒子释放的严重缺陷。

IN 把前病毒 dsDNA 插入宿主基因组，并帮助 PIC 的核运输，因为它包含核定位信号。除 IN 以外，还招募了额外的细胞分子来协助前病毒的整合过程，它们能否成功地整合到这个多聚体分子复合物中很大程度上取决于 IN 内 PTMS 的存在。比如，IN 被 p300 和 GCN5 酰化，就增加了 IN 和前病毒 DNA 的结合亲和力，增强了链转移活性，并可能调节 IN 和细胞依赖因子的联系。除此以外，IN 容易在三个不同的 Lys 残基（Lys46、Lys136 和 Lys244）发生 SUMO 化，这三个残基存在于人体蛋白质中功能保守的基序中。IN 的 SUMOylated 状态似乎不影响 HIV 感染或执行逆转录的能力。需要重视的是，IN 在逆转录中和大多数遭受 PTMS 的蛋白质不同，HIV IN 的 SUMO 化不是在合成时发生，而是在下一次感染时发生。除了 SUMO 化，IN 还具有相扑相互作用基序（SIMS），推进其 SUMO 化的细胞辅助因子的募集，如晶状体上皮源性生长因子（LEDGF/p75）和

p300。和 p6 类似，IN 也容易泛素化，这种 PTM 针对 IN 的蛋白酶体降解。IN 很可能在 Lys211、Lys215、Lys219 和 Lys273 处多泛素化，虽然现在还不清楚泛素链的性质。已经提出了几种 E3 连接酶来介导其泛素化，如环指 E3 连接酶 UBR1、UBR2、UBR4、VBP1、VHL 和 Hect-E3 连接酶 HUWE1。虽然，IN 在体外周转很快，而在 HIV 感染的细胞中，IN 很稳定，这说明 IN 用一定方式逃避了蛋白酶体降解。它是通过和其细胞辅助因子直接结合来实现的，后者掩盖了泛素靶位残基与（或）E3 的结合位点。LEDGF/p75 是首个被报道在 IN 的稳定性中起保护作用的蛋白质，很可能是通过隐藏 E3 连接酶关联基序。其后的研究表明，DNA 修复蛋白 hRad18 和 ku70 也增加了 IN 的半衰期。尽管 hRad18 实现这一点的机制还不清楚，但 Ku70 通过其去泛素酶活性（通过移除附着在 IN 上的泛素分子）来阻止 IN 被引导为蛋白酶体降解。

HIV 转录蛋白（TAT）的反式激活通过把 P-TEFb 细胞因子招募到病毒启动子上，推进 RNA Pol Ⅱ 的过度磷酸化，继而增强其聚合酶活性，进而提高 HIV RNA 的合成效率。这个分子复合物和 TAT 的结合是通过 TAT 中的多个 PTMS 实现的，其中 K63 在 Lys71 处的多泛素化是由 E3 连接酶 MDM2 介导的。实际上，MDM2 和 TAT 创建了一个正反馈循环，在这个循环中，TAT 通过有利于 MDM2 的磷酸化来增加 MDM2 的稳定性，推进 TAT 的多泛素化。相对而言，细胞蛋白 ABIN1 通过和多泛素化的 TAT 相互作用，阻止其和 P-TEFb 的关联；改变 MDM2 的亚细胞分布，继而抑制 TAT 的功能，所以，TAT 泛素化受到损害。

Nef 经历了很多 PTM，如肉豆蔻酰化与磷酸化，这是其功能所必需的。除此以外，Nef 很容易在 Lys144 处变得泛素化，这对其 CD4 下调活性很重要，因为缺少这个泛素靶点的 Nef 突变体不能降低 CD4 的表面水平，所以，不能防止病毒的重叠感染。除了利用细胞泛素化与 SUMO 化机制来修饰其蛋白质，HIV 还通过改变宿主泛素途径，来实现特异性结果。具体来讲，HIV 辅助蛋白 Vpr 似乎减少了整个细胞的泛素化，有利于 HIV 介导的宿主抗 HIV 因子的泛素化。

除了以上病毒蛋白的 PTM，HIV 的复制和传染性还依赖于以下几种宿主依赖因子的泛素化和 SUMO 化状态，这些依赖因子是完成病毒生命周期的不同步骤所必需的。它包括对细胞受体、辅助受体和细胞转录机制的修饰。

第一，CD4 和 CXCR4。CD4 受体和 CXCR4 共受体的表面水平都是病毒粒子附着所必需的，它们可以由不同的泛素结合系统来调节。CD4 糖蛋白胞质结构域的泛素化造成其蛋白酶体用依赖于 β 转导重复序列蛋白（β-TrCP）的方式降解。这种泛素介导的 CD4 下调是由病毒蛋白 Vpu 推进的，Vpu 反过来通过减少新释放的病毒粒子从感染细胞重新进入和重叠感染来提高 HIV 复制效率。具体来讲，Vpu 和 CD4 通过它们的细胞质结构域在内质网中相互作用。这种结合造成 Vpu 的构象变化，推进了它在保守的两个丝氨酸基序（Ser52–Ser56）中的磷酸化，继而允许 β–TrCP 的招募。然后，SCF CD4TrCPE3 连接酶复合物启动 β 细胞质结构域中 Lys 和 Ser/Thr 残基的 K48 连接多泛素化，标记其蛋白酶体降解。泛素化也和 CXCR4 HIV 共受体的下调直接有关。在和其配子相互作用后，CXCR4 经历了磷酸化，在比较小程度上泛素化。CXCL12 是参与炎症过程中趋化过程的细胞因子。CXCL12 诱导的 CXCR4 磷酸化触发了支持其他免疫细胞迁移、增殖和归巢的反应。但是，配体结合诱导的泛素化通过不同的泛素结合系统的活性造成 CXCR4 的内化和溶酶体降解。在对该辅助受体泛素化起到直接作用的不同酶复合物中，AIP4 和 RNF113A 是主要使用的 E3 连接酶，虽然泛素链的部分仍然需要进一步说明，然而它们都附着在 CXCR4 的 Lys331 处。需要关注的是，gp120–CXCR4 的相互作用和 CXCR4 及激动剂结合也能造成这种 HIV 共同受体的降解。所以，泛素介导的 CXCR4 的去除不只排除了其他 HIV 病毒粒子的重叠感染，并且在和 gp120 相关时，还会提供一种免疫逃避机制：通过阻止 CXCL12 结合并通过 CXCR4 发出信号。

第二，LEDGF/p75。在复制周期的不同水平，细胞蛋白 LEDGF/p75 的 SUMO 化状态在前病毒 DNA 整合到宿主基因组的过程中起到重要作用。LEDGF/p75 是转录共激活因子，通过调节基因表达来应对压力。在 HIV 感染的情况下，LEDGF/p75 还能够通过位于病毒蛋白 IN C 末端的 IN 结合域（IBD）直接和病毒蛋白 IN 相互作用。这种相互作用允许 PIC 的染色体关联，最终推进艾滋病毒前病毒和宿主基因组的整合。另外，LEDGF/p75 和 IN 的关联还特别针对细胞基因组中基因被活跃转录的区域，它推进了 HIV 前病毒的表达。尽管 LEDGF/p75 的 SUMO 化降低了其稳定性，然而，它明显提高了 HIV 前病毒 DNA 的整合效率。这种 PTM 是由 UBC9 介导的，UBC9 是已经知道的唯一的 E2 结合相扑酶，它也可以作为连接酶发挥作用，并发生在 LEDGF/p75 C 末端的 Lys364 处。尽管 LEDGF/p75 的 SUMO 化状态对其和 IN 相互作用的能力没有影响，然而，该残基的去 SUMO 化降低了 LEDGF 在前病毒整合过程中作为辅助因子的能力，进一步损害了 HIV 的复制效率。

第三，NF–κB、NFAT 和 STAT5。HIV RNA 的合作水平和病毒粒子的产生，都受到不同宿主转录因子核可获得性的强烈调控。这些转录因子可以结合在整合的前病毒上发现的它们的反应调节元件上，并驱动病毒 DNA 的表达。在这方面，转录因子 NF–κB 在艾滋病病毒表达的调控中发挥关键作用。在正常情况下，NF–κB 被抑制蛋白 IκB–α 隔离在细胞质中。在不同刺激的作用下，IκB–α 在 Ser32 和 Ser36 被 IKK 磷酸化，这些 PTM 使 IκB–α 容易发生 K48 连锁的多泛素化。和造成 CD4 受体降解的过程类似，IκB-α 的泛素化是由 β-TrCP E3 连接酶复合物介导的，它引导该蛋白进行蛋白酶体降解，继而允许 NF-κB 的核转位。但是，IκB-α 也可以被 SUMO 化修饰。需要重视的是，IκB-α 的多泛素化和 SUMO 化都发生在同一个位点（Lys21），使得这两个 PTM 互不相容。实际上，IκB-α SUMO 基化使该蛋白抵抗降解，并成为 NF-κB 的更强抑制剂。需要关注的是，艾滋病毒严格控制 NF-κB 的激活，以确保其传播。艾滋病病毒蛋白 Nef 和 gp41 触发这一级联反应，来推进 IκB-α 泛素化和 NF-κB 的核释放，就有利于艾滋病病毒 RNA 的合成。除了 NF-κB，活化 T 细胞的核因子（NFAT）是另一种和艾滋病病毒转录有关的转录因子，它也受 SUMO 化的调节。在这种情况下，NFAT 内不同残基的 SUMO 化可以明显改变该蛋白的亚细胞分布和反式激活活性。如在 NFAT 中，Lys684 和 Lys897 的 SUMO 化造成其核定位，然而 Lys702 和 Lys914 的 SUMO 化有利于 NFAT 和组蛋白去乙酰化酶（HDAC）间的相互作用，这反过来又通过在 NFAT 靶区形成异染色质而造成基因沉默。最后，另一种调节 HIV 表达的宿主转录因子 STAT5 受到磷酸化、乙酰化和 SUMO 化的严格调控。在激活时，STAT5 被磷酸化，从而驱动其核定位，使其和 HIV 5LTR 结合来驱动病毒转录。但是，STAT5 的 SUMO 化把该蛋白重新定向回细胞质，变得磷酸化和失活。所以，STAT5 SUMO 化和 HIV 转录、潜伏时间的建立减少有关。艾滋病病毒利用泛素来修饰其蛋白质并确保其功能。但是，当这些 PTM 和宿主依赖因子结合时，也会影响 HIV 复制的成功率，对病毒既有积极的作用，也有不利的作用。所以，关于泛素化和 SUMO 化在 HIV 感染中的作用所获得的知识，可以战略性地应用于寻找抗逆转录病毒药物的新靶点。

参考文献

[1] SIMPSON M V. The release of labeled amino acids from the proteins of rat liver slices [J]. Journal of Biological Chemistry, 1953, 201（1）: 143-154.

[2] SCHLESINGER D H, GOLDSTEIN G, NIALL H D. The complete amino acid sequence of ubiquitin, an adenylate eyclase stimulating polypeptide probably universal in living cells [J]. Biochemistry, 1975, 14（10）: 2214-2218.

[3] ETLINGER J D, GOLDBERG A L. A soluble ATP-dependent proteolytic system responsible for the degradation of abnormal proteins in reticulocytes[J].Proceedings of the National Academy of Sciences, 1977.

[4] CIEHANOVER A, HOD Y, HERSHKO A. A heat-stable polypeptide component of an ATP-dependent proteolytic system from reticulocytes [J]. Biochemcal and Biophysical Research Communications, 1978, 81（4）: 1100-1105.

[5] BOSQUE A, NILSON K A, MACEDO A B, et al. Benzotriazoles Reactivate Latent HIV-1

through Inactivation of STAT5 SUMOylation [J]. Cell Rep，2017，18：1324–1334.

[6] LEAR T，DUNN S R，MEKELVEY A C，et al. RING finger protein 113A regulates C–X–C chemokine receptor type 4 stability and signaling [J]. Cell Physiol，2017，313：584–592.

[7] 樊代明 . 整合肿瘤学 – 基础卷 [M]. 西安：世界图书出版西安有限公司，2021.

[8] 樊代明 . 整合肿瘤学 – 临床卷 [M]. 北京：科学出版社，2022.

第十一章　基于整合皮肤性病学理念研究淋巴瘤样丘疹病

第一节　淋巴瘤样丘疹病的分型和治疗

淋巴瘤样丘疹病（LyP）是比较常见的一种低度恶性皮肤淋巴瘤，和原发性皮肤间变性大细胞淋巴瘤（PCALCL）同属于皮肤 CD30⁺ 淋巴细胞增生性疾病。1965 年 Dupont 于德国第一次报道该病，1968 年 Macaulay 把它称为淋巴瘤样丘疹病。随着被发现的病例越来越多，和广泛使用免疫组化，专家学者们对各型淋巴瘤样丘疹病的组织病理特点有了更加深入的分析和归纳。然而，这样的分型越多就越感迷茫，虽然有同样的临床表现和预后，但是存在完全不同的组织病理学特点，还有专家质疑把这些组织病理特点截然不同的疾病分为一类是否恰当，特别是那些免疫表型为 CD30⁻ 的淋巴瘤样丘疹病，与有些尽管是肿瘤细胞 CD30⁺ 却表现为多克隆的。然而，CD30⁻ 的小淋巴细胞则检测到单克隆。以上问题需要深入研究。皮肤性病科临床实践中，在现在的组织病理诊断水平和分子基因检测条件下，最重要的是制定科学高效且容易执行的诊治指南，即通过分析淋巴瘤样丘疹病的文献，做出最新的组织病理学分类、找到影响此病临床预后的分子和基因，和可以靶向治疗的分子，基于整合皮肤性病学理念，制定出先进、科学和容易执行的诊治指南。

1. 淋巴瘤样丘疹病的分型

Cerroni 在自己编著的第四版《皮肤淋巴瘤图解指南》中把淋巴瘤样丘疹病分为 A、B、C、D、E 和 F 六大病理亚型，和一些特殊的组织病理亚型。而淋巴瘤样丘疹病的经典分型只有 A、B 和 C 型，其中 A 型是最常见的病理亚型，肿瘤细胞形态和组织细胞类似；B 型是一种罕见的亚型，肿瘤细胞是小的肉芽肿的脑回状淋巴细胞；C 型是病理类似间变性大细胞淋巴瘤的交界型淋巴瘤样丘疹病。其中 A 型的肿瘤细胞形态是最经典的组织细胞样；而 C 型的细胞更大，异型性更加突出，浸润的范围更加广泛，这两型的肿瘤细胞形态表明了恶性程度逐渐递增的过程。然而，B 型的肿瘤细胞在形态上和经典的组织细胞样或大的异型性淋巴细胞完全不一样，因为其细胞很小，而被怀疑是不是淋巴瘤样丘疹病亚型。然而，在淋巴瘤样丘疹病的早期和消退期的皮损中都不存在非典型淋巴细胞，而且，在淋巴瘤样丘疹病的早期皮损中发现小的淋巴细胞明显存在。这说明以后在皮肤中发现的大的非典型淋巴细胞有可能是这些小的淋巴细胞基因突变而成的。所以，其 B 型可能只是淋巴瘤样丘疹病早期或消退期的表现。

2010 年 Saggini 等第一次提出 D 型淋巴瘤样丘疹病。它在病理上类似原发皮肤侵袭性亲表皮 CD8$^+$ 细胞毒性 T 细胞淋巴瘤，而在临床上却表现为典型的淋巴瘤样丘疹病。然而，Kempf 等认为其 D 型淋巴瘤样丘疹病其实是急性痘疮样苔藓样糠疹（PLEVA）的 CD30$^+$ 变体，并且认为淋巴瘤样丘疹病和急性痘疮样苔藓样糠疹可能属于同一疾病谱。

在皮肤性病科临床实践中，有专家学者发现所有的 D 型淋巴瘤样丘疹病病例都可以看见基底细胞空泡样变化，一半的病例可以见到角质形成细胞的坏死。他们的发现与 Saggini 等的原始报告不一样，Saggini 等认为 D 型淋巴瘤样丘疹病不存在角质形成细胞的坏死，也没有报道过基底细胞空泡样变化。他们认为造成空泡样变化和角质形成细胞坏死的原因是浸润的 CD8$^+$ 细胞毒性淋巴细胞所释放的细胞毒蛋白，如 TIA-1。然而，急性痘疮样苔藓样糠疹在组织病理学上通常表现为空泡样变化、角质形成细胞的坏死，这表明两者在病理上具有更多的共同点。他们还发现了两例淋巴瘤样丘疹病患者患有淋巴细胞性血管炎，表现为血管周非典型淋巴细胞的浸润和小血管的栓塞；而在 CD30$^+$ 的急性痘疮样苔藓样糠疹中，少数患者也发现有淋巴细胞性血管炎。并且，有大样本研究发现大约 1/3 的淋巴瘤样丘疹病儿童患者在发病前都曾经患有过急性痘疮样苔藓样糠疹或慢性苔藓样糠疹，所以，有专家学者认为急性痘疮样苔藓样糠疹导致局部免疫环境变化，诱发淋巴瘤样丘疹病。现在已经报道超过 15 例苔藓样糠疹的儿童患者皮损中发现了 CD30$^+$ 细胞的浸润，而且，研究发现在部分急性痘疮样苔藓样糠疹中可以检测到单克隆 T 细胞。与此同时，我们还发现两者都可以表现为 CD56 和 TCR-γ 阳性。综上所讲，他们认为 D 型淋巴瘤样丘疹病很可能就是急性痘疮样苔藓样糠疹的亚型，是它在疾病发展过程中恶变的表现。

然而，以淋巴细胞性血管炎为特点的 E 型和以亲毛囊现象为特点的 F 型是否为独立亚型还有待研究。这是因为在他们的临床研究中，都可以在其他亚型中发现血管炎或亲毛囊现象。

2. 淋巴瘤样丘疹病的发病机制和靶向治疗 CD30 单抗

几乎全部的研究都证明这些组织病理学分类虽然表现不同，但对疾病的预后和治疗没有影响。近年来，学术界对淋巴瘤样丘疹病的癌变相关关键分子事件（CAKMEs）

和靶向治疗有了进一步的研究，其中预后好的标志是 Fox-P3 调节 T 细胞增多；预后差的标志有 IRF4 的转位、ID2/Fra2 的表达、Bcl-2 的表达上调、ki-67 表达上调、TCR-r 单克隆、CD45Ro$^+$ 造成 CD2 上调、microRNA 的不正常甲基化、TOX 的表达和 *TYK2* 基因重排。

现在只有抗 CD30 抗体已经完成临床 II 期研究，有效率达到 100%，其不良反应主要表现为周围感觉神经病；将来可能的治疗靶点是 microRNA 的不正常甲基化、TOX 的表达和 *TYK2* 基因重排。

3. 淋巴瘤样丘疹病目前的治疗方法

因为淋巴瘤样丘疹病是自愈性疾病，所以，很多患者不需要特殊治疗。一般治疗是为了控制广泛出疹这样的症状及降低复发的频率。没有证据说明任何治疗方案可以减少复发的次数和频率，并且在任何治疗中断以后皮损都必然会复发。更加重要的是，没有一种治疗可以有效地预防继发淋巴瘤的发生。

现在采用的局部治疗药物有光疗（308nm 激光，补骨脂素 +PUVA），放疗，局部使用贝沙罗汀、咪喹莫特乳膏，皮下注射甲氨蝶呤、干扰素、氮芥子气、糖皮质激素。现在系统使用的药物有皮下注射槲寄生、抗 CD30 抗体 brentuximab、糖皮质激素、UV-A1、α2a 干扰素、γ 干扰素和类视黄醇（单独或联合使用），以及低剂量的甲氨蝶呤联合叶酸。

第二节　基于整合皮肤性病学的淋巴瘤样丘疹病研究

现在学术界有关淋巴瘤样丘疹病的讨论主要集中在它是肿瘤性疾病还是局部反应性疾病，以及它和急性痘疮样苔藓样糠疹和其他相关淋巴瘤的关系。现在的各种证据都无法得出统一的结论，然而，如果按照最新的整合皮肤性病学去考虑这个难题，或许能得到满意的结果。

樊代明院士首次提出整体整合医学（HIM）理念，他认为人体是由同一个受精卵发育分化形成的整体，而不是像机器一样由不同的零部件组合形成的。既然人体是整体，那一个地方出现问题，别的地方也会出现相应的问题。一样的致病因素，作用于人体一个器官出现问题，那它就还会造成其他器官出现病理改变。所以，几乎全部的疾病都有全身和局部两种形式，只是谁先谁后、谁轻谁重的问题。肿瘤是全身性疾病，是整体调节失调促发局部一种 CAKMEs 的恶果，它又反作用于人体整体，形成恶性循环，最终导致患者病情恶化。然而，淋巴瘤样丘疹病作为低度恶性皮肤淋巴瘤，有研究人员在人体骨髓还有小脑中发现了和皮损中一样的 T 细胞克隆，越来越多的证据表明它是全身性疾病，也在人体皮肤局部促发了一种 CAKMEs 的发生，其中具有代表性的就是 CD30 的表达。因为肿瘤抗原表达的异质性，会出现少数 CD30⁻ 的淋巴瘤样丘疹病，或 CD30⁺ 细胞表现为多克隆，而 CD30⁻ 细胞表现为单克隆，它是肿瘤发生和发展过程中的必然现象，不能由于出现例外就不承认这一肿瘤的总体特征。现在的靶向治疗说明 CD30 单抗在淋巴瘤样丘疹病中几乎可以达到 100% 的有效率，说明了其在发病机制中的重要作用和靶向治疗的可行性。与此同时，因为它是全身性疾病，为了防止其复发，要结合槲寄生的长期治疗来巩固其治疗效果。这样才能在局部控制 CAKMEs。通过全身调节整体的功能失调，从而在目前的知识和条件下取得最好的治疗效果。至于它是否为肿瘤性疾病，以及它和急性痘疮样苔藓样糠疹与有关淋巴瘤的关系对于该病的诊治并没有太大的影响。它是谱系性疾病，其实在 CD30 单抗治疗淋巴瘤样丘疹病之前，就已经有研究 CD30 单抗治疗霍奇金淋巴瘤，其有效率高达 70% 甚至 70% 以上。说明这类疾病中具有共性的 CAKMEs。以 CD30 为代表，通过靶向治疗控制局部症状，并使用槲寄生等经验医学的成果进行全身调节就能适用于具有 CAKMEs 的疾病谱。人类医学的发展史遵循分久必合、合久必分、螺旋上升和波浪前进的规律，医学不完全是科学，在不断细分的基础上也要重新整合，回到医学治病救人的初心。

关于淋巴瘤样丘疹病的整体治疗。在欧洲，槲寄生是癌症患者常用的辅助治疗方法，而且，它没有长期或明显的不良反应。2007 年，德国学者 Seifert 等第一次报道了皮下和皮损内注射槲寄生治疗淋巴瘤样丘疹病的成功病例。由于该患者在减少剂量或停止治疗后，经历了三次复发，而每次都是在皮下和皮损内注射槲寄生治疗两周以后就快速消退，专家学者认为皮损的消退是药物的作用，而不是自然消退。2011 年，Kameda 等第二次报道了一例用槲寄生成功治疗 ALK⁻ 淋巴结间变性大细胞淋巴瘤（ALCL）淋巴瘤样丘疹病样的 CD30⁺ 皮肤淋巴组织增生性疾病患者的案例。这患者因不愿意联合化学治疗，前三天分别静脉注射槲寄生 0.02mg、0.2mg、2mg；以后每周皮下注射两次槲寄生，起始剂量是 0.02mg，之后按照 0.2mg、2mg、20mg 递增。在治疗一周后，患者的皮损和淋巴结明显好转，治疗四周后患者的皮损全部消退。后来按照每周皮下注射一次槲寄生 20mg 维持治疗，到患者随访结束的时候已经一年没有复发。该患者诊断为系统性 ALCL。在患者的预后中，ALK⁻ 的系统性 ALCL 通常比 ALK⁺ 的更差。令人意外的是，患者没有使用联合化学治疗，只是使用槲寄生就临床治愈了，长期维持治疗还可以预防复发。然而，因为其治病机制不明，和西医长期对草药的不重视，在 Cerroni 的第四版《皮肤淋巴瘤图解指南》中也没有把其编写入其治疗方法中。

现在，西医治疗淋巴瘤样丘疹病的系统维持使用药物普遍公认治疗效果较好且使用最普遍的是低剂量的甲氨蝶呤。甲氨蝶呤治疗淋巴瘤样丘疹病的原理为其能够抑制淋巴细胞的增生，这样就可以对抗淋巴瘤样丘疹病的淋巴组织增生，然而，只要停药就可能复发，患者长期使用该药会造成肝纤维化等严重不良反应。这也侧面说明了西医治疗的短板。樊代明院士首次系统提出整体整合医学的理念，整体整合互补医学、循证医学、全科医学、精准医学、功能医学和转化医学等和其他学科的先进理论知识和实践经验，更加有益于患者的整体整合治疗。如可把中医药已经通过大量临床实践验证的有明确疗效的槲寄生作为调整淋巴瘤样丘疹病患者整体状态的基础使用药物，并在此基础上进行有针对性的用药，做到标本兼治，还可以预防淋巴瘤样丘疹病向更加恶性的淋巴瘤发展，需要大样本的临床数据来研究说明。

关于研究和制订具有临床指导意义的淋巴瘤样丘疹病诊治指南：依据临床病理诊断为皮肤 CD30[+] 淋巴增生性疾病（不需要分型）后，如果患者病程比较长，出现了皮疹消长改变的淋巴瘤样丘疹病的典型临床表现，就可以诊断其为淋巴瘤样丘疹病，对患者进行治疗；如果患者的病程很短，没有观察到皮疹消退，则无法确诊患者是淋巴瘤样丘疹病还是 PCALCL，就要进行积极干预，而不是消极的临床观察。有的专家学者建议：病情较轻的淋巴瘤样丘疹病患者外用咪喹莫特或糖皮质激素软膏，光疗，系统使用槲寄生；中度患者外用干扰素或甲氨蝶呤，光疗，系统使用槲寄生和甲氨蝶呤；重度患者局部使用贝沙罗汀或氮芥子气，光疗，系统使用抗 CD30 单抗或甲氨蝶呤和槲寄生。所有患者都建议长期系统使用槲寄生维持治疗，可根据病情逐渐减量直到停药。

参考文献

[1] KEMPF W, KAZAKOV D V, Belousova I E, et al. Paediatric cutaneous lymphomas: a review and comparison with adult counterparts [J]. J Eur Acad Dermatol Venereol, 2015, 29(9): 1696-1709.

[2] GILL K, ARIYAN C, WANG X, et al. CD30-positive lymphopro-liferative disorders arising after regional therapy for recurrent melanoma: a report of two cases and analysis of CD30 expression [J]. J Surg Oncol, 2014, 110（3）: 258-264.

[3] MIQUEL J, FRAITAG S, Hamel-Teillac D, et al. Lymphomatoid papulosis in children: a series of 25 cases [J]. Br J Dermatol, 2014, 171（5）: 1138-1146.

[4] NASIT J G, PATEL S C.Primary cutaneous CD8（+）CD30（+）anaplastic large cell lymphoma: an unusual case with a highKi-67 index-A short review [J]. Indian J Dermatol, 2015, 60（4）: 373-377.

[5] ROBSON A, ASSAF C, BAGOT M, et al. Aggressive epidermotropic cutaneous CD8[+] lymphoma: a cutaneous lymphoma with distinct clinical and pathological features.Report of an

EORTC Cutaneous Lymphoma Task Force Workshop [J]. Histopathology，2015，67（4）：425-441.

[6] SANDOVAL J，DIAZ-LAGARES A，SALGADO R，et al. MicroRNA expression profiling and DN Amethylation signature for deregulated microRNA in cutaneous T-cell lymphoma [J]. J Invest Dermatol，2015，135（4）：1128-1137.

[7] DUVIC M，TETZLAFF M T，GANGAR P，et al. Results of a Phase Ⅱ Trial of Brentuximab Vedotin for CD30$^+$ Cutaneous T-cell Lymphoma and Lymphomatoid Papulosis [J]. J Clin Oncol，2015，33（32）：3759-3765.

[8] 樊代明 . 医学与科学 [J]. 医学争鸣，2015，6（2）：1-19.

第十二章　基于整合皮肤性病学理念的健康教育和临床实践

第一节　整合皮肤性病学健康教育和健康促进

1. 整合皮肤性病学健康教育

（1）整合皮肤性病学健康教育的定义　按照樊代明院士对整合医学的定义，我们把整合皮肤性病学健康教育概念初定义为：运用整合皮肤性病学知识帮助对象人群或个体改善皮肤性病健康有关行为的系统的社会活动。整合皮肤性病学健康教育的特定目标是改善人们的皮肤性器官健康有关行为。其健康教育的有关行为，应该以调查研究为基础和条件，具体实施是健康信息的传播和推广。整合皮肤性病学健康教育是包括多方面因素的系统工程，最主要的内容是预防控制皮肤性病，也要更好地诊断、治疗皮肤性病患者，并使其康复，积极提高人们的皮肤性器官健康水平。

人们的生活行为方式很大程度决定了他们的皮肤性器官健康状态。防治结合，预防为先。在预防控制皮肤性病过程中，整合皮肤性器官健康教育和免疫规划是最关键的主动健康保护方法。整合皮肤性器官健康教育分为专业性和普及性两种类型，专业性整合皮肤性器官健康教育措施主要是由疾病控制中心的公共卫生医师负责执行；普及性整合皮肤性病学健康教育措施主要是由基层公共卫生人员和社区社会工作人员负责执行。

（2）整合皮肤性病学健康教育的特性

①整合皮肤性病学健康教育是从卫生宣传教育开始的。整合皮肤性病学健康教育有自己特殊的发展方向——促进人类完善健康行为方式和方法，从而达到防治人类皮肤性病和促进人类皮肤性器官健康，它不是一过性行为，也不是短暂的行动。整合皮肤性病学健康教育不是简单的单向信息传输，需要有基础的调查研究、事先进行措施干预、严密的组织计划和科学的评估评价。它是包含多层次、多方面的皮肤性器官健康服务对象和健康服务内容的系统工程，和 20 世纪进行的卫生宣传教育有较大的差异。

②整合皮肤性病学健康教育在卫生工作中起到重要的作用。整合皮肤性病学健康

教育通过引导人类的健康行动来防治皮肤性病，增进皮肤性器官健康和提高人类的生活状况和生命质量。现在，人类社会对很多皮肤性病缺乏有效的防治方法和手段，不能真正彻底地治愈这些皮肤性病，而整合皮肤性病学健康教育是防治这些皮肤性病的最科学、最便宜、最高效的方式和方法，在维护人类皮肤性器官健康的实际工作中发挥着不可替代的作用。

③整合皮肤性病学健康教育既是一种世界观，也是一种方法论。整合皮肤性病学健康教育对人类的健康行为及其影响因素进行调查研究的方式和方法，以及干预方法、评价评估方法等，已经被普遍应用于临床医学、预防医学和其他医学相关学科等领域，也应用于其他健康领域的工作或为其提供技术帮助。

2. 整合皮肤性病学健康促进的定义

根据整合皮肤性病学的定义，我们总结整合皮肤性病学健康促进的概念为：运用整合皮肤性病学知识和方法促进人类维护和增进人类皮肤性器官健康的行为，能协调人类和周围环境的关系，它规定了个人和人类社会对人类皮肤性器官健康所承担的责任。

3. 整合皮肤性病学健康教育和健康促进的关系

整合皮肤性病学健康教育和健康促进关系密切。健康教育要以健康促进战略思想为指导，要促进人类的健康行为需要健康促进的帮助。健康促进包含了健康教育，而健康教育是健康促进战略中最积极、最具有推动作用的因素。

整合皮肤性病学健康教育的终极目的是增进人类的健康行为。人类行为复杂多变，受到很多因素的影响，只靠健康信息传播不能有效促进人类健康，增进人类的健康行为需要一定的有利环境和基础条件。整合皮肤性病学健康教育干预不只是皮肤性病学健康知识宣传，它还是一种系统的社会行为。整合皮肤性病学健康促进要求全社会担负健康责任、参与人类健康活动的指导思想为整合皮肤性病学健康教育提供了指导和帮助，为增进人类健康行为提供了支撑。

整合皮肤性病学健康促进的战略和有关工作的推进，需要整合皮肤性病学健康教育的支持。整合皮肤性病学需要整合皮肤性病学健康教育的活动来实现健康促进的战略目标。整合皮肤性病学健康促进离不开整合皮肤性病学健康教育。制定维护和促进皮肤性器官健康的政策和方针，加强社区工作，调整皮肤性病学健康服务方向，创造有利于健康的环境需要全体社会成员的共同支持和参与。

实现整合皮肤性病学健康促进的战略目标，为整合皮肤性病学健康教育的发展既提供了机遇，又提出了挑战。在皮肤性器官健康管理中，防治皮肤性病从控制皮肤性病转向控制危险因素，人类已经达成共识：一级预防优于二级预防、全人群策略优于高危人群策略、综合的危险因素干预优于单个危险因素干预。这些变化需要整合皮肤性病学健康教育发挥更大的作用，并对整合皮肤性病学健康教育的理论和实践提出更新和更高的要求。

第二节　整合皮肤性病学健康教育和整合皮肤性病学健康促进技术

1. 整合皮肤性病学健康传播

整合皮肤性病学健康传播作为一个专业进行研究比较迟，我国学者将整合皮肤性病学健康传播定义为人类寻找、处理和共享整合皮肤性病学医疗信息的过程。它包括个人寻求整合皮肤性病学医疗信息的过程、医患之间的沟通和交流，以及整合皮肤性病学医疗体系内医疗信息的流动和处理。该概念的中心在于整合皮肤性病学医疗行业，包括整合皮肤性病学健康传播的主体、客体和媒介等。它是多层次、多方面的，包括个人行为和系统行为。

（1）整合皮肤性病学健康传播的特征

①整合皮肤性病学健康传播行为的公共性和公益性。整合皮肤性病学健康传播行为在满足社会和公众的皮肤性病学健康信息需求方面起着公共服务的作用；它也作为整合皮肤性病学健康教育和整合皮肤性病学健康促进的基本手段和办法，是具有福利属性的医疗卫生保健事业领域内的主要内容，具有明显的社会公益性质。

②整合皮肤性病学健康传播对传播人员有明确的素质要求。作为整合皮肤性病学健康传播主体的传播机构和人员是专门的组织和技术人才，具有特殊的职能和素质要求。

③整合皮肤性病学健康传播承载的是整合皮肤性病学健康信息。整合皮肤性病学健康信息是指所有和人的皮肤性病学健康相关的知识、定义、技术、技能和行为方式等，是重要的医疗卫生保健资源。

④整合皮肤性病学健康传播具有明确的方向性。整合皮肤性病学健康传播的意图是以整合皮肤性病学健康为中心，为了改变人类的皮肤性病学健康知识、意识和习惯，向健康的趋势发展。根据整合皮肤性病学健康传播对人的心理和行为的作用，可以按照达到整合皮肤性病学传播目的的难度层次，由低到高把效果分为四个档次：接受整

合皮肤性病学健康信息、认同整合皮肤性病学健康理念、形成整合皮肤性病学健康意识、养成整合皮肤性病学健康行为习惯。

⑤整合皮肤性病学健康传播的过程具有整合性。整合皮肤性病学传播的特征是多级传播、多种传播途径和多次反馈。在整合皮肤性病学健康传播计划设计、实施和评价过程中，从整合皮肤性病学健康信息来源到最终目标人群，信息的传播通常经历数次甚至是几十次的中间环节，过程需要不断整合。

⑥整合皮肤性病学健康传播强调互动性。整合皮肤性病学健康传播要将整合皮肤性病学健康信息传播出去，也要思考怎样改变人类有损健康的态度和行为方式。所以，整合皮肤性病学健康传播重视传播过程中的互动。在开展整合皮肤性病学健康传播行动之前，重视传播受众的需求评估、教育规划和教育材料的制作研究；在传播行动过程中，重视传播双方的交流；在传播行动开展以后，还要收集整合皮肤性病学健康反馈信息，及时修正传播规划，改进传播工作。

（2）整合皮肤性病学健康传播的重要意义

①整合皮肤性病学健康传播是整合皮肤性病学健康教育的基本方法，存在于健康教育和健康促进的各项活动中。它包括：整合皮肤性病学健康信息的收集，进行健康教育需求的调查研究；影响领导和决策人员制定整合皮肤性病学健康促进政策；进行社会动员，激发各社会团体和人们重视、支持和参加整合皮肤性病学健康教育和健康促进；针对不同的健康目标人群开展丰富多彩的整合皮肤性病学健康教育和整合皮肤性病学健康促进行动，从而促进皮肤性病学健康行为的形成；收集整合皮肤性病学健康反馈信息，从而检测、评价、改善整合皮肤性病学健康促进规划。通过有关实践整合皮肤性病学健康传播原理及其方式、方法和技巧的科学应用，为整合皮肤性病学健康教育和健康促进的抉择提供可靠的依据，有助于开发整合皮肤性病学健康教育和健康促进资源，提高针对性和传播效率，用最有效的付出取得最明显的传播效果。

②整合健康传播能促进人类的健康，全面影响健康目标人群。整合健康传播能保障和增进人类健康。整合健康传播把整合研究成果转化成健康知识，改变人类对健康的态度和行为，从而提高人类的自我保健能力，减少疾病的发生和对人类的危害，有效提高人类的身体状态和生命健康水平。

人类个体水平：人类的个体行为直接影响人类个体健康，所以，整合皮肤性病学健康传播的最主要目标人群是个人。整合皮肤性病学健康传播通过对和个人行为相关的知识、技能、理念、态度和自我效能等改变产生影响。其他水平的健康传播行动的最终目的是通过影响和支持个体水平的改变来达到的。

人类群体水平：人具有社会属性，每个人归属的社会网络和社会关系对每个人及其健康状况会产生很大的影响。整合皮肤性病学健康传播行动通过群体内部的特殊传播方式传播整合皮肤性病学健康信息。

传播组织水平：整合皮肤性病学健康传播通过有明确结构的正式组织，包括学会、学校和基层医疗卫生保健机构等，向其组织成员提供整合皮肤性病学健康信息等。

城市社区水平：通过整合皮肤性病学健康信息传播，建立和完善具有健康意识的社区组织，减少不健康的社会和环境因素，提高社区居民的健康水平。

人类社会水平：通过整合皮肤性病学传播方法和方式，促进社会环境对个人行为产生影响，如风俗习惯、理念、价值观、法律和政策，以及经济、物质、文化和信息等。

2. 整合皮肤性病学健康行为干预理论

（1）整合皮肤性病学健康行为干预的定义　人类的整合皮肤性病学健康行为是指具有认知、思辨能力、感情和理念等心理活动的人，对内外健康因素做出的能动反应。整合皮肤性病学健康行为干预是以行为主义的基本原则为指导思想的一种健康干预模式，主要是指人类个体的健康行为通过控制外界刺激或健康行为后果而加以影响。其中控制外界刺激的意义在于为特定健康行为的产生提供机会，而控制行为后果在于改变健康行为在未来增加或减少的可能性。

（2）整合皮肤性病学健康行为干预理论的种类

①健康理念模式。整合皮肤性病学健康理念模式是最早运用于健康行为解释和预测的理论模型。其认为，整合皮肤性病学健康理念是人类接受健康教育、改变不健康行为、采取整合皮肤性病学健康促进行为的前提条件。其采用心理学方式解释健康行为、依据认知理论和重视人类主观心理过程对健康行为的主要作用。这种模式主要包括以下内容。a. 感知到健康威胁：感知到疾病易感性，就是人类个体认为不健康行为给他带来的总体危害，以及不健康行为引起疾病的概率和可能性；感知到疾病的严重性，也就是人类个体感知到的不健康行为可能带来的人体、心理和经济方面的损害。b. 健康愿望：感知到好处，就是人类个体对改变不健康行为所带来的益处的认识和评价，如保持健康或促进健康；感知到健康障碍，就是人类个体对自己行为带来健康问题的臆断，包括身体、心理、经济和用时方面的各种障碍。c. 自我效能：指人类个体对自我能力的评价和判断，就是判断自己控制健康因素而采取健康行为的能力，并取得满意结果。d. 提示因素：指诱导健康行为发生的因素，包括自己的症状，自己的家人、亲朋好友和同事得病，大众媒体的信息，医务人员的建议，他人的告诫等。e. 社会人口学因素和其他因素：包括年龄、性别、民族、经济收入和人格特征，以及同伴的影响和健康知识水平等。当感知到的行为转变的益处大于害处或障碍时，行为的转变就

成为可能；不然的话，人类个体就可能保持原来的不健康行为。

整合健康理念模式运用在预防慢性疾病、遵医嘱治疗行为、干预不健康行为和促进性健康等方面。

②"知信行"模式。它是知识、信念和行动的简称。西方学者 20 世纪 60 年代指出，知是基础、信是动力、行是目标。当人类学会健康知识，建立起健康信念，才能形成健康行为，摒弃不健康的行为。该理论模式认为改变不健康行为分为两个重要阶段：建立健康信念和改变不健康态度。例如，要劝别人戒烟，首先要让其认识到吸烟的危害和戒烟的好处和戒烟的知识；使吸烟者建立吸烟有害健康的信念，形成积极戒烟的态度；最终采取戒烟的行动。要把戒烟知识运用为戒烟行动通常是漫长和复杂的，其中很多因素会影响知识转变为行动，这些因素都会引起改变行动的失败。"知信行"之间只存在因果关系，并不存在必然性。只有学习知识，对职责很有责任感，才能最终形成信念。当知识上升为信念，才能去积极改变行动。

③健康行为改变阶段模式。它是对心理学和行为改变的主要理论进行比较研究后形成的，其理论依据是转变人类原有的生活方式和行动是很复杂的，改变人类的行动不是一次性的，它是渐进和持续的，每个改变行动的人都有需求和目的。该模式开始适用于讨论戒烟行动，后来它快速广泛地应用于预防疾病、控制饮食和减重等方面有效的行为干预。之后，运用该模式研究皮肤性病学健康行为快速增多，特别是在矫正成瘾性行为和形成健康行为等方面有较好的效果。

④其他模式。如创新推广（社交网络理论）模式和社会生态模式等都有较多的运用。

3. 整合皮肤性病学健康行为

整合皮肤性病学健康行为是指人类在道德、生理、心理和社会适应等各方面都处于良好状态时的行为表现，是一种理想的行为模式。整合皮肤性病学健康行为是指人类个体和群体与健康有关的行为。

按照对人类健康的影响，行为分为有益于人类健康的行为和有害于人类健康的行为两大类。

（1）有益于人类健康的行为　是指人类个体或群体表现出来的客观上有益于人类健康的行为。其特征包括：有益性、规律性、和谐性、一致性和适宜性。整合皮肤性病学健康行为通常包括以下 5 大类。

①基本健康行为。指平常生活中有益于健康的基本行为，如营养膳食、良好睡眠和科学锻炼等。

②防置行为。指预防健康事故发生和健康事故发生以后正确处置的行为，包括行

车使用安全带，溺水、灾害、车祸等事故发生后的救援行为。

③保健行为。指科学利用医疗卫生保健服务促进人类健康的行为，包括科学体检、预防接种、诊疗服务和康复治疗等。

④避害行为。指尽量避免外界各种有害于健康的行为，包括远离有害环境、远离疫区、整治污染和科学应对健康事件等。

⑤养成健康习惯。指积极养成有益于健康习惯、摒弃不健康习惯的行为，如提倡戒烟、戒酒等行为。

（2）有害于人类健康的行为　是指不利于人类健康的行为。其主要特征包括：有害性、明显性、稳定性和习得性。有害于健康的行为包括以下四大类。

①不健康的行为习惯。这些不健康的行为习惯会引起各种成年期慢性疾病，包括吸烟、不健康饮食和不科学的身体锻炼等。由于不健康的行为习惯就存在于人类的平常生活中，一般不会引起群众的关注。不健康的行为习惯具有以下特点 a. 潜伏期长，不健康的行为习惯形成后，通常要经过很长时间才表现出对人体的损害。b. 特异性差，不健康的行为习惯和患病之间没有明显的对应关系，一种习惯可能和多种疾病相关；同样，一种疾病可能和多种习惯相关。例如，酗酒与胃癌、高血压和冠心病等多种疾病相关，高糖饮食、缺乏身体锻炼等不健康习惯和糖尿病相关。c. 协同作用强，当多种不健康习惯同时起作用时，各因素之间协同作用，对人体产生的最终损害将大于每个因素单独所起作用的总和。d. 变异性大，不健康的行为习惯对人体损害的程度和产生时间的早晚具有明显的个体特征，如有的人喜欢高糖饮食就患了糖尿病，而有的人也有此不健康习惯却没有得糖尿病。即使不健康习惯时间长短和程度都一样，其结果也可能不一样。e. 普遍存在，不健康的行为习惯普遍存在于人类的生产生活中，对人类健康的损害也是普遍的。

②致病性行为模式。指引起特异性疾病的行为模式。现在，研究较多的有 A 型和 C 型行为模式。A 型行为模式是和冠状动脉粥样硬化性心脏病密切相关的行为模式，其主要行为表现包括敌意和不耐烦两种。常常因为别人的微小过错而情绪失控。科学研究认为，具有 A 型行为人员冠状动脉粥样硬化性心脏病的发生率、复发率和死亡率都明显高于其他人。C 型行为模式和患肿瘤相关，表现为压抑、过度克制和爱生闷气。有关研究认为，C 型行为人员宫颈癌、胃癌、结肠癌、肝癌和恶性黑色素瘤的患病率高出其他人大约三倍。

③不健康疾病行为。指患者从感知自己得病到身体康复全过程所体现的行为，可以发生在该过程的每一阶段。常见的行为包括疑病、瞒病、恐病、讳疾忌医、就医不及时、依从性差、固执迷信，甚至失去信心放弃治疗等。

④违规违法犯罪行为。指违反道德规范、法律法规的不健康行为，包括卖淫嫖娼和吸食毒品等。这些行为不反直接损害行为人员的身体健康，还给社会造成严重不良影响。

4. 整合皮肤性病学健康干预的内容

（1）整合皮肤性病学健康干预规划设计的意义

①整合皮肤性病学健康干预既需要解决复杂的健康问题、政策和组织机构完善等社会问题，也要求健康教育人员依据不同的社会需求和主客观条件选择优先项目，避免有限资源的重复利用，避免盲目工作。

②规划设计是实现整合皮肤性病学健康干预目标的行动指南，科学规划设计工作既能实现预期的目标，也可以避免浪费人力和物力资源。

③整合皮肤性病学健康干预规划设计能把有关的单位和个人有效地组织起来，让每个参与人员都知道自己的责任，并书写下来，使有关人员都能参照执行，把有关的资源整合在一起，发挥其最优效能。

④整合皮肤性病学健康干预规划设计是评价依据：它是考核实施和评价活动效果的标准，也是监督和推进各级相关部门和有关专业技术工作人员开展科学技术研究、健全整合皮肤性病学健康信息系统的客观依据。

（2）整合皮肤性病学健康教育项目规划设计的过程

①评估社区皮肤性病学健康需求。在制订整合皮肤性病学健康教育项目规划时，应该调查清楚社区的皮肤性病学健康需要，明白哪些问题能通过整合皮肤性病学健康教育干预得到解决，清楚现在应该优先解决的健康问题。这就需要从分析社区生命质量和健康状况开始，由整合皮肤性病学健康教育诊断做出评估。

②确定优先健康项目。通过评估社区皮肤性病学健康需求，可以发现社区的皮肤性病学健康需求是全方位的，很多需求通常相互联系，满足优先的需求就可以解决很多健康问题。明确优先健康项目，就是要明确优先干预的健康问题或行为问题，它反映社区群众最急迫的健康需要和特殊人群的特殊健康需要，将健康资源用在人们最关心、干预最有效的健康项目上。

明确优先健康项目的基本原则：a. 根据威胁人类皮肤性器官健康的严重程度排序。b. 根据损害健康因素的可干预性排序。c. 按健康成本–效益估计排序，如通过健康成本–效益分析证明该因素的干预能否用最低的健康成本达到最大的健康效果和最高的社会效益。d. 将健康小环境和健康大环境结合起来排序。健康大、小环境都好，应该表扬或激励其继续努力。健康大环境好、健康小环境不好，就应该加强整合皮肤性病学健康教育和健康促进。那是社区整合皮肤性病学健康教育和健康促进的最好时期，如可以在社区里大力开展戒烟限酒教育、科学营养膳食教育、预防皮肤性病等整合皮肤性病学健康教育和健康促进等。健康大环境不好、健康小环境好，就应该加强国家健康政策的制定。健康大、小环境都不好的时候，就应该等待时机，并加强整合皮肤性病学健康基础的研究。

运用健康问题树：在收集、综合各种健康资料，经过认真地评估社会健康需求，明确主要健康问题的时候，也可以运用一种系统分析的方法，就是健康问题树。健康问题树可以帮助研究人员进一步逐级分解产生主要健康问题的各种原因及它们之间的逻辑关系，直至清晰而具体地了解可以采取的整合健康干预措施，明确解决健康行为问题和非行为问题，把分解的各步骤用画图的方法加以说明。

（3）明确整合皮肤性病学健康规划目标　在制定社区整合皮肤性病学健康教育和健康促进规划时要有明确的目标，包括总体目标和具体目标。

①总体目标。计划的总体目标是整合皮肤性病学健康规划的最终结果，是健康规划的一个努力方向，是一个宏观的目标。它需要很长的时间去实现，甚至可能整合皮肤性病学健康规划的制定人员并不能看到目标的完成，且需要很多人的努力。

②具体目标。整合皮肤性病学健康规划的具体目标是翔实的、可测量的、可完成的、可信的和有时间限制的。具体来讲，可以归纳成以下6个问题：a.对谁？　b.实现什么变化？　c.经过多长时间实现这种变化？　d.在什么范围内实现这种变化？　e.变化程度有多大？　f.如何测量这种变化？

（4）健康目标人群的明确　依据和健康目标行为的关系可以分为：一级健康目标人群，就是希望通过整合皮肤性病学健康项目实施行为改变的人群，如整合皮肤性病学健康管理中的体检人群、社区整合皮肤性病学健康管理中的慢性皮肤性病患者等；二级健康目标人群，就是对一级健康目标人群有重要影响的人群，包括社区卫生保健人员或一级健康目标人群的亲友等；三级健康目标人群，包括行政决策人员、经济资助人员和其他对计划成功具有重要影响的人。在疾病防治计划中，依据人类个体的生理状况和从事不健康行为的程度等可以分为：高危人群、重点人群和一般人群。

（5）明确整合皮肤性病学健康干预策略　整合皮肤性病学健康干预策略制定的任务是依据健康项目的目的（目标）、健康对象人群特征、健康环境条件和健康资源等情况选择最好的整合皮肤性病学健康干预途径，干预方法及其时间、空间和人群组合。整合皮肤性病学健康干预策略的制定应该充分利用上述整合皮肤性病学健康行为干预理论。干预策略一般分为教育策略、社会策略、环境策略和资源策略四类。

①教育策略。包括健康信息交流类，有各种健康宣传资料、健康讨论和健康咨询等；

健康技能培训类，有健康技能培训讲座、健康示范基地或健康学校培训等；组织方法类，包括社区健康开发等。

②社会策略。制定健康政策、法规和制度等，以及开展健康社会动员等。

③环境策略。通过改变健康物质环境和健康社会环境，支持健康行为的形成和发展。

④资源策略。如筹集健康资金、动员社区健康资源等。

（6）明确健康干预场所 健康干预场所在整合皮肤性病学健康教育和健康促进项目中的作用很重要。较大的或综合的项目需要多个场所和多种途径完成。整合皮肤性病学健康干预场所包括以下几种。

①健康教育机构。包括幼儿园、小学、中学和大学等各级各类健康教育场所。由于青少年的可塑性强、过集体生活、和家庭关系密切，健康教育效果可以向社会人群辐射，所以，学校是开展健康教育和整合健康促进的理想场所。

②医疗卫生保健机构。包括各级各类医院、卫生保健机构、康复机构等。大多数群众的就诊行为在这些场所进行，容易对其开展整合健康教育和健康促进。

③工作场所。包括办公室、工厂和生产车间等。这些工作场所是普通劳动人员主要的工作环境。在这些地方进行整合健康行为干预、健康环境改变和制定相关的健康政策等能够充分地利用组织的作用。

④公共场所。包括公园、车站、机场和街道等。这些地方人群流动量大、背景复杂，适合开展各种各样具有普遍意义的整合健康干预项目。

⑤百姓家庭。家庭是社区的基本组成单位，有利于家庭成员之间沟通和交流，在健康观念和行为上相互影响，保证整合皮肤性病学健康教育和健康促进取得良好的效果。

（7）明确整合皮肤性病学健康干预时间安排 整合皮肤性病学健康干预行动应该进行科学合理的时间安排，包括以下内容。

①准备阶段。包括有关材料的准备，预实验、有关人员的培训和完善健康方案等。

②执行阶段。也就是整合健康干预阶段，包括争取领导支持、各种媒介宣传、健康检测和评价计划的执行等。

③总结阶段。包括整理和分析所收集的健康材料和健康数据、撰写健康项目总结评价报告、提出健康愿景等。

（8）整合皮肤性病学健康评价 请见下节详述。

第三节　整合皮肤性病学健康促进规划的设计、落实和评估

1. 整合皮肤性病学健康促进规划的概念

整合皮肤性病学健康促进规划由设计、落实和评估三部分构成。三者相互影响，紧密联系。整合皮肤性病学健康促进规划设计是基于研究健康目标人群相关健康问题及其特征，形成此问题的理论假设，并提出解决此问题的目标，以及为实现这些目标采取的方法、步骤和策略，为整合皮肤性病学健康促进规划的落实打下坚实的基础，也为科学评估提供量化指标。落实是按照整合皮肤性病学健康促进规划设计规定的方法和步骤来组织实施，并在落实过程中调整健康促进规划。评估是评价整合皮肤性病学健康促进规划制定的目标完成的情况。

2. 整合皮肤性病学健康促进规划设计、落实的步骤和策略

整合皮肤性病学健康促进规划设计的模式有很多，其中，应用最广泛、最具生命力的是美国著名学者劳伦斯·格林提出的 PRECEDE-PROCEED 模式。这种模式分为两个阶段：第一个阶段为诊断阶段（又称需求评估），就是 PRECEDE 阶段，其在教育/环境诊断和评估中应用倾向、促成和强化因素。第二阶段为执行阶段，也就是 PROCEED 阶段，其在执行教育/环境干预中应用政策、法规和组织的方法。依据 PRECEDE-PROCEED 模式的过程，把整合健康促进规划设计与落实分为以下阶段。

（1）社会诊断　从预测健康目标人群的生命质量出发，评价他们的健康需求和健康问题；最好由健康目标人群亲自参加自身的健康需求和健康愿望的调查，他们经历的健康问题是其健康质量最实际和最真实的反映。

（2）流行病学诊断　通过流行病学和医学调查，明确健康目标人群特定的健康问题和目标。

（3）健康行为和健康环境诊断　该阶段的任务为明确和上一步骤确定的健康问题的有关行为和健康环境问题，这些健康危险因素需要通过整合皮肤性病学健康干预来影响。健康环境因素对每个人来说是外界因素，它可以通过人类的活动来改善健康环境，来支撑健康的行动。这些健康环境因素包括物理环境、政治环境、社会环境和经济环境。整合皮肤性病学健康促进也包括通过作用人类行为而直接作用于健康环境。所以，整合皮肤性病学健康促进规划不能局限于人们改变自己的行为，也应该认识到社会力量对整合皮肤性病学健康促进规划落实的重要性。

（4）整合皮肤性病学健康教育和组织诊断　为制定整合皮肤性病学健康教育和组

织策略用于整合皮肤性病学健康促进规划来推动人类行为和环境的改善，要从影响人类行为和环境的健康因素出发。依据人类健康和行为的相关研究，有几百种因素能潜在影响人类特定的整合皮肤性病学健康行为。这些因素分为三大类：倾向因素、促成因素和强化因素。

①倾向因素。包括人类的知识、信念、态度、价值观和理解，也是产生整合健康行为的目的。

②促成因素。包括健康技能、健康资源、整合健康执行规划中的障碍，以及促进人类健康行为和健康环境改善的各种因素。

③强化因素。指奖励和采纳健康行为人员的反馈信息。

研究以上三类因素的主要动机是准确制定整合皮肤性病学健康教育和组织策略，依据各种健康因素的相对重要性和健康资源情况来决定整合皮肤性病学健康干预的重点。

（5）健康管理和健康政策诊断　指明确健康评估组织和管理能力，以及在整合皮肤性病学健康规划执行中的健康资源、政策、人员能力和时间安排。通过社区健康开发、协调、完善健康组织和健康政策，有利于整合皮肤性病学健康规划的圆满完成。

（6）评估阶段　评估不是 PRECEDE 模式的最后阶段，其伴随整个模式的全过程。虽然在进行各种场所的整合皮肤性病学健康教育和健康促进的时候，健康规划的内容不一样，但其制定的程序基本是一样的。

3. 整合皮肤性病学健康促进的评估

（1）评估方法

①形成评估。在健康项目执行前或执行早期对健康项目所做的健康需求评估和健康基础资料的收集。具体包括：整合皮肤性病学健康干预环境分析、整合皮肤性病学健康干预对象的健康背景调查和健康意向调查、整合皮肤性病学健康干预渠道评估、整合皮肤性病学健康干预方式的预实验、整合皮肤性病学健康问卷项目的预调查、整合皮肤性病学健康干预手段的健全和整合皮肤性病学健康问卷的修改等。形成评估的指标要参考整个健康计划的科学性、健康政策的支持性、健康技术的适宜性和健康目标人群的可接受性。

②过程评估。过程评估伴随整个项目实施的始终，是在整合皮肤性病学健康项目执行过程中对项目执行的质量和效率进行的持续评估。其中包括：整合皮肤性病学健康干预项目是否按照规定的时间和频率进行、整合皮肤性病学健康干预实施的质量情况、整合皮肤性病学健康干预材料的发放率、整合皮肤性病学健康干预的覆盖率、群

众对整合皮肤性病学健康干预行动的利用情况，以及整合皮肤性病学健康干预记录保存登记的质量、工作人员的服务态度和工作技能等。

整合皮肤性病学健康项目提供的健康干预活动包括：整合皮肤性病学健康干预活动的类型、干预次数和每次持续的时间等。

健康目标人群参与情况包括：媒介拥有率、整合皮肤性病学健康干预活动的覆盖率和暴露率等。

媒介拥有率 =（拥有媒介的人数 / 健康目标人群总人数）×100%

整合皮肤性病学健康干预活动的覆盖率 =（接受整合皮肤性病学健康干预活动的人数 / 健康目标人群总人数）×100%

整合皮肤性病学健康干预活动的暴露率 =（实际参与整合皮肤性病学健康干预活动人数 / 应参与该整合皮肤性病学健康干预活动的总人数）×100%

有效指数 =（整合皮肤性病学健康干预活动的暴露率 / 预期达到的参与率）×100%。

③效果评估：分为近期和中期效应评估、结局评估两种。近期和中期效应评估内容包括：影响整合皮肤性病学健康行为的倾向因素、促成因素和强化因素改变的程度，整合皮肤性病学健康干预对象的健康行为改变情况，健康环境的改善情况，健康政策和法规的制定情况等。结局评估主要包括人体健康状况和生命质量指标，具体包括：发病率、死亡率和存活率的变化，劳动生产率、智力、福利和健康环境的改善，以及医疗卫生保健成本的减少等。一些主要的具体指标如下。

医疗卫生保健知识均分 = 受调查人员医疗卫生保健知识得分之和 / 受调查总人数

医疗卫生保健知识合格率 =（医疗卫生保健知识达到合格标准人数 / 受调查总人数）×100%

医疗卫生保健知识知晓率（正确率）= [知晓（能正确回答）医疗卫生保健知识的人数 / 受调查总人数]×100%

健康信念持有率 =（有健康信念的人数 / 受调查总人数）×100%

健康行为流行率 =（有特定健康行为的人数 / 受调查总人数）×100%

健康行为改变率 =（在一定时期内健康行为发生改变的人数 / 观察期开始有该健康行为的人数）×100%

人体健康状况：生理指标有体重指数、血压、血红蛋白、血糖和血脂等；心理指标有心理反应、人格和智力等；疾病和死亡指标有发病率、患病率、死亡率、病死率、产妇死亡率和婴幼儿死亡率等。生命质量指标可用生命质量指数和日常活动量表等测量。

④总结评估：对形成评估、过程评估和效果评估做出的总结性概括，并对为整合

健康项目提出意见。

（2）效果评估中的经济学评估方法　整合皮肤性病学健康促进项目评估中最重要的部分之一就是效果评估。因为健康资源的稀缺特性，经济学方法被广泛运用到效果评估中。

①整合皮肤性病学健康成本最小法。如果需要比较的整合皮肤性病学健康干预方案产出完全一样，那成本最小的方案就是最好方案。有时候，需要比较的几个整合皮肤性病学健康干预项目对个人的整合皮肤性病学健康效益可能是一样的，但整合皮肤性病学健康促进项目可能还有其他的健康收益，包括以后对医疗卫生健康资源利用的减少。这时可以把这种其他的影响转化为货币形式，把整合皮肤性病学健康成本减去其他的健康收益，就得到健康净成本，再进行对比。

②整合皮肤性病学健康成本效果法。成果效果法是经济学评估中最常用的一种手段。每个人的整合皮肤性病学健康收益可用一些可计算的单位来测量。例如，整合皮肤性病学健康行为和整合皮肤性病学健康结果。这种手段的好处是可以把整合皮肤性病学健康效果量化，它的不足是测量很局限，不能包含全部项目多方面的健康收益指标。如果只是在两个整合皮肤性病学健康干预项目间进行对比，就可以利用这两个项目的成本差值和效果差值进行成本效果分析。最好选用最终整合皮肤性病学健康结果指标，而不是中间的临床结果指标。如果必须用中间临床结果指标，最好能建立一个中间结果指标和最终结果指标的关系模型。

③整合皮肤性病学健康成本效用法。它可以被看成一种整合皮肤性病学健康成本效果分析法，是经济学评估的"金标准"。它应用质量调整生命年或伤残调整生命年可以反映生命长度和生命质量的指标作为整合皮肤性病学健康效果的指标。整合皮肤性病学健康促进项目可以改善人类的整合皮肤性病学健康水平，然而，每个人的整合皮肤性病学健康状态的改善，尤其是现在生命质量较好的个人的健康水平很难改善、很难量化。例如，每个整合皮肤性病学健康促进项目并不能对社区和每个人产生整合皮肤性病学健康方面的收益，然而，它能增强每个人对健康的自信。

④整合皮肤性病学健康成本效益法。该法是把全部的健康结果都转化为货币单位，其好处是可以综合全部的健康产出结果。它可以关注社区，不只是每个人；还可以包括很多机构，而不只是医疗卫生保健部门。一般是用意愿支付法来把健康效果转换成货币单位，再计算整合皮肤性病学健康成本效益比值。

4. 影响整合皮肤性病学健康促进计划评价的因素

（1）背景因素　指在整合皮肤性病学健康促进计划执行时发生的重大的、干预事件以外的、可能对整合皮肤性病学健康目标人群产生影响的事件，包括项目执行过程中不能预见的整合皮肤性病学健康政策的变化和自然灾害等。

（2）测量或观察偏倚

①测量人员偏倚。包括暗示效应、评定错误和熟练性。

暗示效应：因评估人员或教育人员的意向引起情况向其意向性发展。

评定错误：因评估人员的意向会影响到评估结果的好坏，如评估人员的主观愿望总是希望整合皮肤性病学健康干预组的知识和信念比对照组高，所以，会放松整合皮肤性病学健康干预组的评估标准，使整合皮肤性病学健康干预组提高成绩，得出阳性结果。

熟练性：随着工作的开展，参与人员的知识和熟练性会发生变化，因而影响结果，如调查人员经过反复调查，对调查内容越来越熟悉、技术越来越熟练，从而使调查的质量越来越高。

②测量工具偏倚。有问卷表、仪器、药品和试剂等。选择工具时，应注意选择可靠度和准确度高的测量工具。

③测量对象偏倚。常包括霍桑效应、向均数回归效应和选择偏倚等。

霍桑效应：指整合皮肤性病学健康评估或干预的对象，因为感受到正在被评估或实验，所以表现的行为可能不同寻常。

向均数回归效应：由于偶然因素，个别被测试对象的特征程度可能过高或过低，当再次测量时可以恢复到原来的程度。

选择偏倚：指整合皮肤性病学健康干预组和对照组的选择没有按照随机化原则进行，使两组在有的特征程度上不一样，影响结果。

（3）失访　指被研究对象在研究过程中丢失。整合皮肤性病学健康项目在实施过程中，通常会失访，然而，随机失访或失访过多（>10%）可造成偏倚。所以，应该尽力减少失访，并对应答人员和失访人员的主要特征进行比较，确定失访是非随机失访，再确定失访是不是会引起结果偏倚及其水平。

第四节　整合皮肤性病学健康促进在健康管理中的作用与实践

1. 整合皮肤性病学健康促进和整合皮肤性病学健康管理

我国的皮肤性病健康体系逐渐从皮肤性病医疗向预防转变，于是整合皮肤性病学健康管理和健康促进等工作就成为皮肤性病预防的关键。我们要向大众积极宣传普及皮肤性病学健康知识，树立科学的皮肤性病学健康理念，努力做好整合皮肤性病学健康体检、健康教育和健康管理等工作，从而，最终实现整合皮肤性病学健康促进和预防皮肤性病的理想。

整合皮肤性病学健康管理是对个人或人群的相关皮肤性器官健康危险因素进行科学的检测分析、评价评估和积极干预的全方位管理的过程。整合皮肤性病学健康促进是应用有效的行政或组织方法，整合社会有关部门、社区、家庭和个人的力量，各负其健康责任，一起维护和增进人类健康的一种社会皮肤性病学健康行为和社会健康战略。在实际的整合皮肤性病学健康管理中，我们要实施整合皮肤性病学健康促进的健康行为和战略，有效地实现整合皮肤性病学健康促进。我们要用整合皮肤性病学健康促进指引整合皮肤性病学健康管理前进。

2. 整合皮肤性病学健康促进对整合皮肤性病学健康管理的作用

整合皮肤性病学健康管理是以高效预防和控制皮肤性病的发生和发展，最大限度地降低皮肤性器官健康消费成本，努力改善人类皮肤性器官健康质量为最终目标，加强人民群众的整合皮肤性病学健康教育，努力提高人类自身的整合皮肤性病学健康管理思想和能力，对其有关的健康影响因素，可以通过收集人类整合皮肤性病学健康信息、健康指标检测、健康评估评价、制订科学的整合皮肤性病学健康管理计划、有效的健康干预策略等方式和方法，完善整合皮肤性病学健康管理体系。

（1）科学管控可变危险因素和不可变危险因素　影响人类皮肤性器官健康的可变危险因素是通过人类行为可改变的可控制的因素，包括吸烟酗酒、运动量不足和不科学饮食等不健康的生活习惯，以及高血脂、高血糖和高血压等不健康指标因素。而影响人类皮肤性器官健康的不可变危险因素是不受个人控制的因素，包括年龄、性别、遗传等因素。对于可变危险因素，整合皮肤性病学健康促进通过提高个人技能、提供健康信息和健康教育来帮助人类提高做出健康抉择的能力和水平，最终支持每个人和整个社会的全面进步。使人类更加高效地维护和增进自己的健康和周围环境，全社会特别是整合皮肤性病学健康管理机构都有责任和义务帮助人类提高个人健康技能。

（2）要一级、二级、三级预防并重

一级预防，又称无病预防和病因预防，是在人生病或受伤之前，针对病因或影响皮肤性器官健康的危险因素采取的健康活动，可有效减少有害健康的暴露，提高人类抵御有害暴露的水平，从而达到预防皮肤性病和避免伤害的发生或延缓其发生。

二级预防，就是皮肤性病的早诊早治，也就是皮肤性病的临床前期预防（或症候前期），要在皮肤性病的临床前期做好早期发现、早期诊断和早期治疗的"三早"预防工作。二级预防是通过早期发现和早期诊断而进行科学的治疗，来减缓或阻止皮肤性病临床前期或初期的发展，这样可以减少或避免发生合并症、后遗症、残疾和死亡，有利于皮肤性病患者的康复和痊愈。

三级预防，也就是治病防残或临床预防。三级预防有利于防止伤残和加快康复，从而提高患者生命质量，促进健康长寿，有效降低致残率和致死率。

在整合皮肤性病学健康促进工作中，我们可以通过制定公共卫生政策，加强社区活动来实现整合皮肤性病学健康管理，改善健康服务，实现一级、二级、三级预防并举的原则。

（3）服务流程呈环形运转循环 整合皮肤性病学健康管理包括健康监测（收集健康服务对象的健康信息，是进行整合健康管理的必备条件）、健康评估（预测疾病发生的风险，是实现整合健康管理的基本保障）、健康干预（帮助健康服务对象有效控制危险因素，最终实现整合皮肤性病学健康管理的目的）。整合皮肤性病学健康服务流程，通过以上三个过程不断地循环往复，可以减少或降低健康危险因素和健康风险水平。

3. 整合皮肤性病学健康促进在整合皮肤性病学健康管理中的实践

（1）健康体检

①工作人员。具有整合皮肤性病学健康管理作用的健康体检工作人员都要完成严格的岗前培训和定期考核。其培训和考核的内容应该有：整合皮肤性病学健康促进和健康体检、整合皮肤性病学健康管理理念、常见病和多发病的诊断治疗和预防、整合皮肤性病学健康教育、整合皮肤性病学健康知识科学普及等。

②健康体检的原则。健康体检可以进行疾病风险评估，根据每个人的身体情况和健康要求制订不同的健康体检方案。如果在健康体检中发现问题还要做进一步检查。

③健康体检的发展路径。健康体检可以进行科学的健康评价和评估，询问健康体检人员的饮食起居和生活习惯、过去的身体状况和健康体检时的症状和体征，综合判断其身体情况和有损健康的行为习惯，调整健康检查内容，最后得出健康体检结论和提出健康方案。健康方案的主要内容包括体检的结果和结论、目前检查出的健康问题和每个健康问题的预防治疗，以及保健康复建议。整合皮肤性病学健康促进内容应该有体检复查计划和随访要求，提高健康体检人员的依从性，督促其治疗、按时体检复查、建立和完善健康习惯、摒弃损害健康的行为方式等。

④整合皮肤性病学健康管理。体检结束后，要运用整合皮肤性病学健康教育方法帮助健康体检人员学习有关知识和技能，包括有关的医学、心理学和管理学等内容。

整合皮肤性病学健康教育形式多样、内容丰富，包括建立和完善整合健康环境，开设线上线下专题课堂，应运用各种有效手段宣传和推广整合皮肤性病学健康学知识。

（2）慢性皮肤性病管理

①健康教育宣传专栏。指设置比较固定的整合皮肤性病学健康教育宣传栏目，语言通俗、易于理解，并定期更新；发放整合皮肤性病学健康教育处方和宣传单，宣传饮食、运动、药物和心理健康对疾病的影响，指导和鼓励人们养成科学的饮食生活习惯，保持良好的心情，注意睡眠和休息。

②大众健康教育。举办整合皮肤性病学健康教育讲座、播放整合皮肤性病学健康教育视频材料，并在有关的健康教育活动中开展义诊和健康咨询活动，发放健康教育宣传书籍和工具，提倡低盐、低脂肪和低胆固醇饮食，少吃多餐；养成健康的饮食生活习惯，戒烟限酒，控制体重，进行科学的身体锻炼；普及慢性病、多发病和常见病的诊疗和预防保健知识。

③健康小组教育。把慢性皮肤性病患者分成几个小组，进行小型课堂、小型座谈会和咨询等形式多样的整合皮肤性病学健康教育，以便有效地沟通和交流。保证整合皮肤性病学健康教育信息的科学性，提高人们的健康管理能力，养成良好的整合皮肤性病学健康习惯。

④个体化健康教育。指对每个人的身心状态，进行有针对性的整合皮肤性病学健康指导，帮助其摒除不健康的生活方式，防治结合、预防为先；进行有效的整合皮肤性病学健康咨询。

⑤电化整合皮肤性病学健康教育。指采用先进的电化手段向人们传授整合皮肤性病学知识和医疗卫生保健信息，可有效提高人们的健康水平。

参考文献

[1] 樊代明.整合医学——理论与实践4[M].西安：世界图书出版西安有限公司，2018.

[2] 樊代明.HIM，医学发展新时代的必由之路[J].医学争鸣，2017，8（3）：1–19.

[3] 樊代明.整合医学——理论与实践3[M].西安：世界图书出版西安有限公司，2018.

[4] 樊代明.整合医学——理论与实践[M].西安：世界图书出版西安有限公司，2016.

[5] 樊代明.再论医学与科学[J].医学争鸣，2015，6（6）：1–16.

[6] 蒙军.整合皮肤性病学研究初探[M].北京：科学技术文献出版社，2021.

[7] 樊代明.整合医学——理论与实践6[M].西安：世界图书出版西安有限公司，2019.

[8] 杨志平，樊代明.整合医学的理论解析[J].中华医学杂志，2016，96（4）：247–249.

[9] 李迪诺，王蕾.临床教学中PBL教学模式与传统教学模式的应用[J].中国继续医学教育，2020，12（9）：18–20.

[10] 万腾，张郡，刘钦毅，等 . 以临床实践基础的 PBL 教学改革，培养高素质医学人才 [J]. 现代医学与健康研究电子杂志，2018，2（1）：191.

[11] 董蜜兰，李静 .TBL 在高等医学教育中的应用进展分析 [J]. 现代医药卫生，2019，35（17）：2717-2720.

[12] 符强 .TBL 教学方法在医学课程中的应用 [J]. 科技创新导报，2019，24：208-209.

[13] 赵良平，王莉，古小松 . 不同教学方法在医学教育中的应用研究 [J]. 医学信息，2019，32（19）：32-34.

[14] 李龙浩，蒋娟，岳渝娟，等 .MDT 联合 CAM 教学模式在恶性肿瘤实习教学中的应用 [J]. 现代医药卫生，2020，36（7）：1092-1094.

[15] 刘波 . 基于 MOOC 平台的高校自主学习课程探讨 [J]. 现代盐化工，2020，47（1）：64-65.

[16] 袁静，肖松舒，蒋小艳，等 . 基于大数据技术的卓越医师培养计划模式及意义 [J]. 医学教育研究与实践，2019，27（2）：200-202.

[17] 刘陶源，王沛 . 信息一致性和决策权力对医师刻板印象表达的影响 [J]. 中国临床心理学杂志，2020，2：413-417.

[18] 王梦圆，陆雅文，黄晓光 . 三甲医院门诊患者非医疗技术服务满意度及影响因素分析 [J]. 卫生软科学，2020，34（4）：40-46.

第十三章　皮肤性病科临床医师和整合皮肤性病学

第一节　整合皮肤性病学是皮肤性病科临床医师的管理学

整合医学、全科医学、功能医学、精准医学、边缘医学、特种医学、微创医学、转化医学、专科医学和循证医学等分别用不同的发展模式来解决人类医学过程中的理论和实践问题，它们是人类医学的外延和内涵的科学进步。作为皮肤性病科临床医师，一定要学习整合医学知识，整合医学包含基础医学、预防医学和临床医学及其有关医学的管理学、心理学、伦理学、社会学和法学等知识，通过先进的医学教育和培养，真正学会在整合医学理念指导下，科学运用理论和方法以及临床逻辑思维能力，才能在皮肤性病学上达到一定的高度和成绩。

整合医学和整合皮肤性病学是大医学模式，是人类医学的实践体系。不管是从管理医师方面，还是医师管理方面来看，其社会功能和医学功能都是协调统一的。整合体现医师集体力量，也体现管理者的水平，具备美好的社会愿望和动机。因此，整合医学和整合皮肤性病学就是皮肤性病科临床医师的管理学。

从医院管理的方面来说，要求每个皮肤性病科临床医师精益求精，干好临床每一件事情，做精临床每一件事情，是优化皮肤性病科临床工作、强化每一个皮肤性病科临床医师个体技能的愿望。从管理者方面来说，集中精力，整体整合，提高专科水平，符合整合皮肤性病学的基本原则。然而，对皮肤性病患者来讲，如果同时存在多个系统问题，相对皮肤性病的治疗就不能满足要求，需要其他专科的配合治疗。所以，整合皮肤性病学不是绝对的整合，而是相对的整合。

高度集中和分化的皮肤性病学管理，要求皮肤性病科临床医师具有高度专业的理论知识和诊治水平。如果没有全面系统的专业理论知识，就难以正确认识专业问题之间的联系，所以，皮肤性病学整合是力量的整合，要求每个皮肤性病科临床医师对专业既高度精深又很全面，对于相互联系的专业问题要系统认识，医院要负责皮肤性病科临床医师的整合皮肤性病学教育。

第二节　整合皮肤性病学既是皮肤性病学知识在临床医师思维中的整合，也是责任

整合皮肤性病学是先进的思维理念，也是大医学的观念。皮肤性病科临床医师应该具备整合皮肤性病学的头脑和技能，把所有皮肤性病学知识整合到自己的思想中，实现思维的整合。

在医院中的临床专科轮转是实现整合皮肤性病学理念的必要办法。轮转是指临床轮转工作，也是临床轮转学习，是对毕业后不久的医学生进行整合医学培训的必要手段。他们通常是在各临床专科中高级医护人员的指导下开展临床医疗实践，不同于在校医学生的实习，因此，轮转医师必须具有一定的临床技能、经验和基础，熟悉医院的工作程序和环境，熟悉临床各科室的工作流程，这样才能用最佳的状态、又好又快地从事临床医疗工作。

医院内大会诊最能代表整合皮肤性病学的基本理念。通过医院内会诊可以达到和弥补现代临床医师的专科局限。会诊可以整合临床医务人员的知识和经验，一起解决因为各种问题相互作用所造成的复杂局面。同时邀请临床药剂师、检验师和护师等参加的大会诊或多学科会诊是创新的整合理念，更加适合在老年患者的诊治中发挥关键作用。主导会诊的重要人物必须发挥关键的作用，组织和协调讨论、归纳和总结专业问题，并从专业讨论中精准得出结论，最终把高效整合的诊治方案应用到患者身上，这就是成功的整合过程。

用整合皮肤性病学的理念对待皮肤性病。皮肤性病科医师不是一个独立个体，只能完成一项临床医疗任务，面对复杂多变的病情，仅从一个方面看待临床医疗问题是很不够的。必须从不同的方面看待，既要考虑自然因素，又要考虑心理因素、经济因素和社会因素等，这就是现在提倡的"人 – 生物 – 社会"的有机联系。只有这样，才能全面认识皮肤性病形成的病因，才能解决复杂的皮肤性病临床问题。

整合皮肤性病学知识缺乏是造成皮肤性病临床医疗行为中出现医疗差错、误诊、治疗无效、人体器官损伤甚至死亡的原因之一。皮肤性病科临床医师可以通过以下几个方面的严格训练，减少或避免以上问题的出现。

第一，学会鉴别诊断是整合皮肤性病学的基本技能之一。学会鉴别诊断，需要广泛而深刻地掌握皮肤性病学知识。

第二，向上级皮肤性病科临床医师请教。年轻的皮肤性病科临床医师在诊治问题上需要不断向上级医师请教，特别是遇到自己不熟悉的问题时，不要自以为是、乱下结论和贸然行事。同样的诊治方法可能并不适用于所有的皮肤性病患者。

第三，从整体的高度去审视药物和皮肤性病之间的联系，通过在临床安全合理用药决策支持系统中找寻最佳方案，可以帮助皮肤性病科临床医师做到合理使用药物。

第四，学会共同决策，也就是皮肤性病科临床医师和皮肤性病患者使用目前的最佳证据共同做出决策。在此过程中，皮肤性病科临床医师要鼓励皮肤性病科患者表达自己的想法，权衡目前的检查和方案，以及方案的好处和风险，最终选择最适合的诊治方案。要学会和患者沟通交流，这样才能获得更多的诊治信息，有利于加快皮肤性病科临床医师对患者皮肤性病的诊治进程。同时，和患者沟通交流也要真实反映上级皮肤性病科临床医师的想法，只用局限的和狭隘的专业知识，避重就轻、夸大或隐瞒治疗效果和危险，很容易造成缺乏专业知识的皮肤性病科患者及其家属做出不理智的行动，这样会出现皮肤性病患者病情的多种改变和不可预测的结果。

第三节　整合皮肤性病学的临床实践

皮肤性病学的对象是人体。人体就是复杂的多系统组合，是不同功能系统的和谐统一，各个系统有合作，也有分工。整合皮肤性病学是和这种多元化的系统工程相对应的组合，然而，任何组合都不能违背人体密切联系的整体整合理论，不管是大组合还是小组合，宏观的组合或是微观的组合，都要反映整合皮肤性病学的理念。

掌握药物的基本功能。皮肤性病科临床医师使用多种药物治疗皮肤性病，是整合的心理愿望在起作用。从皮肤性病科临床医师的内心来讲，他们希望通过多种药物的整合，达到整合皮肤性病学的目的，把皮肤性病患者治好。然而，没有一种药物可以发挥全面的作用，进而可以起到解决所有发生在皮肤性病患者身上的复杂病理生理改变。随意进行多种药物的整合，会带来不同程度的不良反应。所以，皮肤性病科临床医师要对成千上万种药物的基本作用及其机制进行认真学习。

在皮肤性病科临床医学工作中，临床医师的培训方式非常重要。如果一个临床医师从学校毕业后，就固定在医院一个专科，经过专科训练可以达到本专业的较高水平，然而，他必然存在其他短板，在遇到专科以外的问题时就不能轻松应对。即使掌握专科技能，但有的医师临床经验不足，对部分临床问题的认识不够全面，很容易造成临床重大问题。如果经过临床模拟训练，或在重症监护中心经过专业训练，或经过全方位的多系统临床医学工作训练，掌握整合皮肤性病学技能，这样一来，其临床工作能力就会远高于专科的水平。

建议在我国现在的医疗体系下，除了院中院，可以考虑临床皮肤性病科医师出诊不再细分病种挂号，只分临床医师诊室挂号，这就是综合门诊，实行首诊医师负责制。

这样一来，皮肤性病科临床医师接诊后可根据皮肤性病患者的病情，全面考虑临床问题，不会导致皮肤性病患者因为多种疾病在医院手足无措，那样既浪费时间和精力，又容易延误病情。

综上所述，在樊代明院士首创的整合医学理论和实践工作的指导下，为实现健康中国，要重视皮肤性病学临床医师和整合皮肤性病学建设工作。这项工作是一个系统工程，需要全社会多部门和全民的积极参与、团结合作和共治共享。各级政府要增加有效的投入，加快相关法律法规、制度和专业标准的制定。各级医疗卫生机构要达到国家基本公共卫生服务标准，以满足人民群众健康要求。

参考文献

[1]　樊代明. 整合医学——理论与实践 [M]. 西安：世界图书出版西安有限公司，2016.

[2]　樊代明. 再论医学与科学 [J]. 医学争鸣，2015，6（6）：1-16.

[3]　樊代明. HIM，医学发展新时代的必由之路 [J]. 医学争鸣，2017，8（3）：1-19.

[4]　蒙军. 整合皮肤性病学研究初探 [M]. 北京：科学技术文献出版社，2021.

[5]　樊代明. 整合医学初探 [J]. 医学争鸣，2012，3（2）：3-12.

[6]　ZHANG A，SUN H，WANG P，et al. Future perspectives of personalized medicine in traditional Chinese medicine：a systems biology approach [J]. Complement Ther Med，2012，20（1-2）：93-99.

[7]　ZHANG A L，XUE C C L，FONG H H S. Integration of herbal medicine into evidence-based clinical practice：current status and issues. Herbal Medicine：biomolecular and Clinical Aspects [M]. 2nded. Boca Raton（FL）：CRC Press，2011.

[8]　GONG H L，TANG W F，REN Y Y，et al. Summary of integrative medicine for severe acute pancreatitis：26-year clinical experiences and a report of 1561 cases[J].Chin J Integr Med，2011，17（5）：381-385.

[9]　SCULLIN C，SCOTT M G，HOGG A，et al. An innovative approach to integrated medicines management [J]. J Eval Clin Pract，2007，13（5）：781-788.

[10]　BERGKVIST A，MIDLOV P，HOGLUND P，et al. A multi-intervention approach on drug therapy can lead to a more appropriate drug use in the elderly. LIMM-Landskrona integrated medicines management [J]. J Eval Clin Pract，2009，15（4）：660-667.

[11]　刘志华，孙晓波. 网络药理学，中医药现代化的新机遇 [J]. 药学学报，2012，47（6）：696-703.

[12]　樊代明. 合理用药与用药合理 [J]. 医学争鸣，2011，2（2）：5-10.

[13]　BURNETT K M，SCOTT M G，FLEMING G F，et al. Effects of an integrated medicines management program on medication appropriateness in hospitalized patientd [J]. Am J Health Syst Pharm，2009，66（9）：854-859.

第十四章　整合皮肤性病学与整体护理

第一节　皮肤性病整体护理的概述

1. 皮肤性病整体护理的概念及国内外发展概况

（1）皮肤性病整体护理的概念　皮肤性病整体护理是新兴的皮肤性病护理工作模式，护士除了应加强对皮肤性病患者的关注，还需要把注意力放到患者所处的环境、心理状态、物理因素等对皮肤性病康复的影响因素上。皮肤性病整体护理概念：是以现代护理观为指导，以护理程序为核心，将皮肤性病临床护理和护理管理的各个环节系统化的工作模式。皮肤性病整体护理也是一种护理行为的指导思想或称护理观念，是以人为中心、以现代护理观为指导、以护理程序为基础框架，并且把护理程序系统化地运用到皮肤性病临床护理和护理管理中的指导思想。皮肤性病整体护理的目标是根据人的生理、心理、社会、文化、精神等多方面的需要，提供适合人的最佳护理。

（2）皮肤性病学模式演变对护理工作的影响　不同阶段的皮肤性病学模式，对护理工作也提出了不同的要求和标准。例如，近代的生物皮肤性病学模式对护理的要求是以皮肤性病为中心，重视治疗操作和对皮肤性病患者症状与体征的观察，以及对皮肤性病患者的生活护理。生物皮肤性病学模式没有完全注重心理护理与环境调节，忽视了人的整体性，护理方法是执行医嘱和护理常规；而现代的"生物－心理－社会"皮肤性病学模式对护理的要求是以皮肤性病患者为中心，运用护理程序的工作方法对患者实施整体护理，重视心理护理和环境的调节，强调护患关系的和谐和皮肤性病患者的主观能动性。

整体护理思想的形成在很大程度上受到系统理论的影响。系统论是一门整体观念的科学，它要求人们把研究对象始终看作一个有机整体来分析认识。不但要把握整体和注意整体中各部分的相互关系与作用，而且要重视整体与外部环境的关系。系统论的这些基本观念构成了皮肤性病整体护理的理论核心。

（3）皮肤性病优质护理的发展　皮肤性病现代护理学的发展主要集中体现在皮肤

性病护理学科、护理思想和护理实践上。随着现代科学的发展，人类对自身认识的深化和对健康与皮肤性病概念的更新，皮肤性病护理理论体系已基本形成，皮肤性病护理思想发生重大变革，即重视人的整体性，从而要求皮肤性病护理工作必须是连续的、系统的、整体的，并且是创造性的。

现在将上述皮肤性病现代护理观贯彻到实践中去，已形成了一种有计划的、系统的实施护理特定工作程序即护理程序。该程序的完整过程主要具有四大特点，即综合性、动态性、决策性和反馈性等。其综合性是指要用多学科的知识和技能来综合处理皮肤性病患者各方面的健康问题；动态性是指护理措施或方案应随着皮肤性病患者的病情发展和变化做出相应的调整和修改，而不应该机械地采用一成不变的方法；决策性体现在皮肤性病护理措施或方案上，是面对患者存在的皮肤性病护理问题，在可供选择的护理措施或方案中确定具有针对性的最优措施或方案；反馈性是指实施皮肤性病护理措施或方案后，再根据其效果做进一步的调整和修订。这些特点从不同侧面体现了皮肤性病现代护理观的整体思想。通过护理程序，不但患者的健康问题得以解决，患者还能掌握促进健康的方法；护理人员本身在逻辑思维、发现问题和解决问题等方面的能力、业务知识和技能也逐渐得到提高，护患、医护等关系进一步改善。只有熟练地运用护理程序，才能保证护理工作的条理性、科学性和高质量。所以，皮肤性病整体护理要以护理程序作为工作框架，将皮肤性病现代护理观的整体思想融入具体的护理工作中，从而实现皮肤性病整体护理所制订的优质护理目标。

不同的皮肤性病护理观有不同的评判标准，按生物皮肤性病学模式，有效地解决皮肤性病问题就是优质护理；按管理模式，井井有条、忙而不乱的皮肤性病护理就是优质护理。而在皮肤性病现代护理观指导下的皮肤性病整体护理，则对优质护理提出了新的标准，即根据皮肤性病患者的身心、社会和文化需要所提供的皮肤性病护理才是优质护理。在开展"以患者为中心"的皮肤性病整体护理中，患者的满意度就是一项反映优质护理的重要指标，因为患者的满意度涉及其复杂的心理、社会和文化背景。

（4）国外皮肤性病整体护理的发展　早在现代护理学形成之初，护理学奠基人南丁格尔就十分重视对皮肤性病患者的整体护理。她认为护士不仅应注意对皮肤性病患者疾病的护理，更应重视患者的饮食、病房的空气、阳光、环境对恢复健康的整体作用和影响。要求社会工作者、牧师、管理人员等各级人员共同配合对皮肤性病患者进行护理和照顾。

1948年，在WHO提出健康的新定义后，更激发了人们对心理、社会因素研究的兴趣。在这种背景下，护理理论家们吸取了相关学科的理论成果，海尔于1955年提出了"护理程序"的概念，并随之进行了将其应用于临床护理实践的尝试。护理程序的提出为整体观念应用到护理实践中提供了良好的方法学保证。20 世纪 50 年代末，在美国明尼苏达大学医院率先试用的责任制护理又为护理程序的应用提供了较好的工作模式参考。护理程序与责任制护理的实施，标志着护理实践中的护理人员已初步具备了整体护理思想。20 世纪 60 年代，美国护理理论家、"整体人理论"倡导者罗杰斯明确提出：要对一个完整的人做出合适的护理，就必须认识到人是一个整体，除了生理因素，心理、社会、文化、经济等因素都会影响人的健康和康复程度及进程。随后，"整体护理"一词正式出现在许多护理期刊上，并为护理同行所认同。1977 年，恩格尔的生物心理社会医学模式的提出进一步强化和加深了护理界对整体护理的认识。1980 年，美国护士学会对护理学的新定义，从护理的本质和功能上明确了整体护理是护理人员所必须贯彻的指导思想。因为皮肤性病护理是对人类现存或潜在的健康问题的反应的诊断和处理，而这一反应不仅包括生理方面的反应，还包括心理、社会方面的反应，所以护理人员若要对这种整体的反应进行诊断和处理，就必须具有皮肤性病整体护理的观念。

（5）我国皮肤性病整体护理的发展　整体思想早在中医学的大量著作中已有记载。20 世纪 80 年代初，随着国际交往的增加，在美籍华裔护理专家李式鸾博士的帮助下，江苏等地的一些医院不失时机地引入了责任制护理和护理程序。由于责任制护理要求责任护士用护理程序的科学方法对所负责的患者进行全面的、整体的护理，因此皮肤性病责任制护理的实施标志着我国护理人员的思想观念已开始向皮肤性病整体护理转变。随着皮肤性病责任制护理在我国的普及和推广，广大护理人员的工作方法、护理程序及护理理念的整体护理观的认识开始逐步加深和发展。

进入 20 世纪 90 年代，随着我国信息技术的迅猛发展和对外交流的日益频繁，护理界同医者"同人"及专家对皮肤性病责任制护理在我国的发展现状、存在问题和国外护理发展动态有了更深入的认识，对改变我国皮肤性病护理现状有了坚定的信心和初步的设想和方案。我国高等护理教育的复兴和发展，培养了一批高层次的护理人才，加上在职护理人员学历层次的不断提高，使大批护理专业人员获取最新信息和对外交流的能力得到极大的提高。在这种背景下，经过护理管理和学术部门的精心组织和安排，护理界专家的亲临指导和帮助，皮肤性病整体护理思想迅速被引入我国并在各地医院陆续展开试点与实践。皮肤性病整体护理的实践为我国护理改革注入了新的活力，备受广大护理人员的关注。从此，一场以皮肤性病患者为中心、以实施皮肤性病整体护理为突破口的护理改革在我国迅速展开。

目前，国内许多医院都开设了皮肤性病整体护理病房，护理程序工作方法已为广大护理人员所熟悉和应用；皮肤性病整体护理对护理人员质量的高要求也刺激了广大护士学习的积极性和高等教育的扩展，一大批经验丰富、技术过硬的骨干护士挑起了专业护士的大梁，从而提高了皮肤性病临床护理工作的质量，推动了皮肤性病护理科研的发展。配合皮肤性病整体护理的实施，全国性皮肤性病整体护理质量管理网络和管理标准也初步建立。

综上所述，皮肤性病整体护理是皮肤性病护理学发展到一定阶段的产物。伴随着皮肤性病整体护理思想的提出和实施，传统的护理观逐步被取代，皮肤性病整体护理观正逐步深入人心，成为广大护理人员的行为准则。

2.皮肤性病整体护理的思想内涵

（1）皮肤性病整体护理中的人

①人是皮肤性病护理的服务对象。人是由生理、心理、社会、精神、文化等多方面因素所形成的整体。

②服务对象不仅指个人，还包括家庭、社区乃至全社会。护理的最终目标是提高全人类的健康水平。

③对人的护理应该贯穿人的成长与发展全过程，即人的一生，从胚胎到死亡都需要皮肤性病护理，主要包括围生期皮肤性病护理、新生儿皮肤性病护理、儿童皮肤性病护理、成人皮肤性病护理、老年皮肤性病护理及临终关怀等。

（2）皮肤性病整体护理中的健康 人的健康与皮肤性病是相对的、连续的、动态变化的。皮肤性病护理的服务对象也不仅仅是皮肤性病患者，还包括健康人。皮肤性病护理就是要协助皮肤性病患者恢复健康，协助健康人保持健康，以达到更高的健康水平。

（3）皮肤性病整体护理中的护理 在皮肤性病整体护理观念中将皮肤性病护理工作视为一个整体，从皮肤性病护理教育、护理科研、护理管理、护理质量评价等方面综合考虑皮肤性病护理工作问题，并通过科学、有效的管理方法加以解决。

（4）皮肤性病整体护理中的环境 将服务对象和皮肤性病护理人员所处的环境视为一个整体，从政治、经济、社会、法律、科学、文化等方面加以考虑。注重服务对象和护理人员与环境之间的相互作用和影响，并通过科学的皮肤性病护理决策方法进行调整，使其保持平衡状态。

3.皮肤性病整体护理的实践特征

（1）以皮肤性病现代护理观为指导 皮肤性病现代护理观认为皮肤性病护理是以人的健康为中心，关注的不只是服务对象的皮肤性病，还包括了服务对象心理、社会、精神等多方面的表现；皮肤性病护理的服务对象不只是皮肤性病患者，还包括健康人以及与之相关的家庭和社会；皮肤性病护理工作的范畴也不仅仅局限于医院，还扩大到社区和家庭之中。

随着社会的进步、科技的发展，人们对卫生保健的需求日益增加，特别是在当今社会，卫生保健事业的光辉成就带来人类期望寿命的普遍延长，老龄人口增多，社区各类老年机构及家庭所需的皮肤性病护理增加，皮肤性病护理工作在人类生活中变得比以往任何时候都重要。所以，护士的角色也不再是单纯的照顾皮肤性病患者，现代护士的专业角色将是多方位的，可包括：决策者、管理者、协调者、沟通者、教师、顾问、代言人、保护者、促进康复者、研究者甚至是作者等。

所以，皮肤性病现代护理工作者应具备适应多方位专业角色的基本素质，集多方位角色为一体，才能担当起维护人类健康的重任。

（2）以护理程序为核心　皮肤性病整体护理以护理程序为基本思维方法和工作模式，通过灵活应用皮肤性病护理评估、护理诊断、护理计划、护理实施、护理评价5个步骤，周而复始、不断改善，为服务对象提供高质量的皮肤性病护理服务，以达到最佳的护理效果。

（3）以皮肤性病护理人员为主动的决策者　皮肤性病护理人员的职能随着工作范畴的不断扩大，其工作的性质、内容、形式等方面均发生了一定的变化。皮肤性病护理人员不再是机械、被动地执行医嘱，而是需要从服务对象的生理、心理、社会等各方面因素进行综合考虑并主动决策，确定皮肤性病护理问题，制订科学合理、切实可行的皮肤性病护理计划，认真按照计划落实，及时地进行评价反馈，不断修订及完善皮肤性病护理计划，最终达到恢复或促进服务对象健康的目的。这一系列工作体现了皮肤性病护理人员的主动性、独立性和价值感。

（4）重视皮肤性病护患合作　皮肤性病整体护理比传统的皮肤性病护理模式更加注重护理人员与患者及其家属之间的交流与合作。提倡由皮肤性病护理人员提供健康教育，充分调动患者及其家属的自护潜能，使他们有更多的机会和更好的能力参与自身的护理。护患间的合作不仅体现了患者的自我价值，同时建立了良好的护患关系，从而促进互利双赢的模式，达到最佳效能。

4. 皮肤性病整体护理的工作模式

（1）皮肤性病功能制护理　该模式是以现代工业的流水作业法为指导，以皮肤性病护理工作任务为中心，设置不同功能岗位，按照岗位设置匹配皮肤性病护理人员。如临床皮肤性病护士负责皮肤性病患者的日常护理；皮肤性病治疗护士负责日常注射、采血等常规治疗执行；皮肤性病办公室护士负责医嘱的整理、体温单的绘制、药品管理等工作。

优点：岗位职责明确，便于组织管理；节省人力，提升工作效率。

缺点：片段分割模式，皮肤性病护理工作连续性差；以完成医嘱和日常皮肤性病治疗为中心，忽视皮肤性病患者的心理护理；以机械性完成任务为目的，缺乏主动性和创新性；皮肤性病护理人员不断地进行重复性的工作，容易产生倦怠感。

（2）皮肤性病责任制护理　是一种以皮肤性病患者为中心，由皮肤性病责任护士运用护理程序的理论和方法对皮肤性病患者实施 8 小时护理、24 小时负责的、有计划的、系统和连续的皮肤性病身心整体护理的临床护理工作模式。每个病区根据护士人数、临床经验、业务能力来确定数名皮肤性病责任护士，在相对固定时间内护理一定数量的皮肤性病患者。一般来说，每名责任护士负责 6 ~ 8 名皮肤性病患者。皮肤性病责任护士对皮肤性病患者住院期间的健康状况进行持续评估，找出现存的或潜在的皮肤性病护理问题，制订解决问题的最优计划，按照计划实施，进行效果评价等。

优点：具有连续性，有利于皮肤性病整体护理的实施；护患接触机会多，增进护患合作；容易加强护理人员的责任心，提升工作主动性和创新性。

缺点：对皮肤性病护理人员的专业素质要求较高；皮肤性病护理病历书写任务较重；耗费人力。

（3）皮肤性病系统化整体护理　20 世纪 90 年代中期，皮肤性病护理人力资源匮乏，导致皮肤性病责任制护理模式实践受阻，我国的部分医院开始尝试构建实施皮肤性病系统化整体护理的模式皮肤性病病房。皮肤性病系统化整体护理是一种以皮肤性病现代护理观为指导，以皮肤性病护理程序为核心，将皮肤性病临床护理服务与皮肤性病护理管理科学结合起来，系统地实施皮肤性病整体护理的临床护理工作模式。此种模式病房的建设内容主要包括：确定皮肤性病整体护理的指导思想，制订皮肤性病护理人员的岗位职责和服务的评价标准，合理配备皮肤性病护理人员，设计科学、实用的各种皮肤性病护理表格以及标准的皮肤性病护理计划和护理教育计划，同时在全院范围内建立各种支持系统，将皮肤性病护理人员从烦琐的、非专业性质的工作中解脱出来，增进皮肤性病护患之间的接触，以确保皮肤性病护理质量的提高。

（4）皮肤性病责任制整体护理

近年来，我国医疗卫生体制改革不断深化，对皮肤性病临床护理服务的要求也逐渐提升。2011 年 12 月，卫生部颁布的《中国护理事业发展规划纲要（2011—2015 年）》中，明确提出了以"2015 年全国所有三级和二级医院全面推行责任制整体护理服务模式"

为发展目标。皮肤性病责任制整体护理是以皮肤性病患者为中心，将皮肤性病责任制护理和整体护理两种护理模式相结合而形成的一种新型的皮肤性病护理工作模式。该种模式由皮肤性病责任护士对自己直接分管的患者进行病情观察、专业照护、心理护理、健康教育及康复指导等，确保为患者提供全面、全程、专业、人性化的皮肤性病优质护理服务。皮肤性病责任制整体护理是当前我国医院皮肤性病科护理的主要工作模式，而且在不断发展完善之中。

（5）其他皮肤性病护理工作模式

①皮肤性病个案护理。最早的皮肤性病护理模式，指一名皮肤性病护理人员只负责一位皮肤性病患者的皮肤性病全部护理的一种工作模式，多用于病情较重、需要皮肤性病特别护理的患者，如ICU（重症监护病房）、CCU（冠心病监护病房）、麻醉苏醒室等。

优点：可以提供持续、整体、专业性的皮肤性病护理；护理人员可以对皮肤性病患者患病期间的所有护理服务从全局上把握和负责；能及时地与皮肤性病患者、家属、医师和其他医务人员沟通。

缺点：耗费人力、物力、财力。

②皮肤性病小组护理。指将皮肤性病护理人员分成若干个小组，每组一般不超过5人，由一名业务能力强、经验丰富的皮肤性病护理人员作为小组长，对一组患者提供皮肤性病护理的工作模式。皮肤性病护理小组长根据对患者病情的判断和对本组护理人员专业知识与特长的了解，制订皮肤性病护理计划，带领全组人员为患者提供较高质量的皮肤性病护理。其中作为小组长的皮肤性病专业护理人员承担了直接领导者、监督管理者、小组成员的帮助者、皮肤性病护理服务提供者等多个角色。

优点：能够较持续地对皮肤性病患者进行护理，护患之间能够更好地交流；在工作中能体现每个成员的成就和价值，可产生较高的工作满足感。

缺点：有时因为制订皮肤性病护理计划的相互沟通和交流时间的不足，会导致小组成员职责不明，工作中出现差错，对患者的皮肤性病护理缺乏整体性。

第二节　国内外护理人员参与皮肤性病健康管理实践的现状

以人为中心开展皮肤性病健康管理，护理工作基本实现群体全覆盖，包括老年人、儿童、成年人、青少年等。护理人员通过整体护理模式全方位参与到皮肤性病健康管理的计划、组织、实施，以及质量管理中。通过护理门诊、社区组织、健康中心等，开展形式多样的皮肤性病健康管理实践。

1. 国外护理人员参与皮肤性病健康管理实践的现状

国外护理在皮肤性病健康管理中进行了大量的实践并积累了宝贵的经验。不同国家和地区建立的皮肤性病健康管理模式和健康干预模型不同，但是有一些普遍性和共性的特征和参照。从宏观讲，在国家政策性指导和皮肤性病健康管理组织管理下，护理提供公平、系统、连续的皮肤性病健康管理服务。从微观讲，高级实践护士在不同人群进行分层管理，提供个性化且具有针对性的皮肤性病健康评估、皮肤性病预防和护理干预。多年以来，欧美国家已经形成了在皮肤性病健康管理组织指导下，全科医师、专科护士和社区人员共同参与，覆盖全人群全生命周期的皮肤性病健康管理体系。

国外皮肤性病健康管理中的护理实践主要包括普通人群的皮肤性病健康教育咨询和促进、高危人群的皮肤性病健康指导和干预、慢性皮肤性病患者的疾病护理和自我皮肤性病健康管理等几个方面的工作。在各个国家的不断努力和探索下，护理人员为服务对象提供全面连续的皮肤性病护理服务，在维护和改善民众皮肤性病健康、预防皮肤性病、提高慢性皮肤性病人群自我管理能力及降低医疗成本等方面效果显著。

国外的皮肤性病整体护理在生活方式干预、老年人护理、社区健康促进、预防保健等方面也开展了卓有成效的工作。在美国，皮肤性病健康管理师一般由专业的高级护理人员担任，护理人员在患者住院期间了解其身体状况和治疗情况；在院外通过护理干预，提高皮肤性病患者的依从性和持续性。

2. 国内护理人员参与皮肤性病健康管理实践的现状

我国的皮肤性病健康管理起步较晚。20 世纪末，皮肤性病健康管理的理念开始引进中国；自 2000 年起，以健康体检为主的皮肤性病健康管理才逐渐兴起。2009 年《健康管理概念与学科体系的中国专家初步共识》对健康管理的概念进行了阐述。在"大数据、大健康"的政策引领下，护理在皮肤性病健康管理中的实践也与时俱进。随着医疗模式由"治疗疾病"向"维护健康"的转变和医疗水平的发展，人们对皮肤性病健康管理需求持续增加。护理在改善皮肤性病患者健康、预防疾病复发和降低再次就诊率方面发挥着重要作用。

2016 年中共中央、国务院印发了《"健康中国 2030"规划纲要》，将全民健康上升为国家战略。

我国皮肤性病护理在健康人群、亚健康人群、高危人群和患病人群的健康管理中不断探索和尝试，主要体现在皮肤性病预防、慢病干预、社区管理、延续护理等方面的护理实践，具体包括皮肤性病人群的治疗性护理和延续护理、慢性皮肤性病人群的健康促进和干预、社区人群的皮肤性病健康教育和健康素养提升等。

近 10 年来，护理已经广泛深入到皮肤性病健康管理的全流程，在现在有限的医疗资源下，护理人员是皮肤性病健康管理团队的主要成员，直接参与皮肤性病健康管理的各个环节，在健康体检、健康评估、健康干预等一系列长期、连续、动态与循环往复的皮肤性病健康管理过程中发挥着重要作用。

第三节　皮肤性病健康管理与护理的关系

我国是一个总人口数超过 14 亿的发展中国家，为维护和保障人民的身心健康，近 500 万的护理工作者用专业化的知识和技术服务于各医疗卫生战线。随着皮肤性病学模式从"以治病为中心"转变为"以健康为中心"，皮肤性病科护理工作的重点逐渐由治疗性护理转移到皮肤性病预防和健康促进方面的整体护理工作中。在未来，护理服务内涵外延也将进一步发展与深化。护理工作将以满足人民群众健康需求为目标，与推进分级诊疗、促进整合型皮肤性病医疗服务体系、皮肤性病健康管理联合体的发展相适应，护理服务从皮肤性病护理向慢性皮肤性病管理、保健康复、社区延续护理、非药物性健康处方等方面拓展。

皮肤性病健康管理以人的皮肤性器官健康为中心、以家庭为单位、以社区为载体，由专业人员提供预防、护理、治疗、康复等一体化的服务。在皮肤性病健康管理中，护理不仅要关注皮肤性病患者的治疗性护理，还应该关注皮肤性器官健康和亚健康人群的健康数据、识别皮肤性病评估危险因素和实施有效的护理干预，真正实现对个体、群体皮肤性病的预防保健、疾病治疗、健康照护、健康干预、健康促进等进行全方位的整合管理。在健康中国战略指引下，护士应该通过运用专业的皮肤性病知识和技能，主导在皮肤性病健康监测、健康评估和健康干预中，建立系统、个性、动态和全方位的皮肤性病健康管理模式。但是现阶段国内护理仍以住院皮肤性病患者的疾病护理和社区延续的治疗性皮肤性病护理为主。随着社会人口老龄化和全民健康素养亟待提升等问题的凸显，皮肤性病健康管理需求巨大，其发展需要更多专业人员的深度参与和合作。未来将逐渐形成以"体检 – 评估 – 干预 – 促进"为核心的"四位一体"的实践模式，逐步建立皮肤性病健康管理的专业团队，在行业引领和组织管理下建立有中国特色的标准化模式和规范化体系。

1. 皮肤性病健康管理与护理服务对象和目的方面的关系

皮肤性病健康管理是覆盖全人群的精准化健康服务，在我国医疗服务体系是皮肤性病的个体化诊疗，而公共卫生服务体系的关注重点是人群的皮肤性病预防，这种相对分离的模式存在较多空白和短板，护理实践可以弥补和平衡个体和群体层面的需求，可以根据人群和需求进行分层次且有针对性的皮肤性病健康管理实践活动。针对健康人群，皮肤性病护理通过健康体检建立档案管理，了解其健康状况；定期监测、动态评估，根据需求提供皮肤性病健康咨询和生活方式指导，达到维持皮肤性器官健康的目的。在亚健康人群中，皮肤性病护理在健康体检和皮肤性病健康评估的基础上，确定皮肤性病高风险人群或皮肤性病健康风险因素，进行有针对性的皮肤性病健康干预和指导服务，预防皮肤性病、回归健康状态。在皮肤性病患病人群中，特别是慢性皮肤性病患者，应在早发现、早诊断、早治疗的基础上，通过皮肤性病治疗性护理、延续性护理及社区管理等整合护理，帮助慢性皮肤性病患者做好皮肤性病管理，延缓病程、预防复发、加快其恢复健康。

2. 皮肤性病健康管理与护理实践模式方面的关系

皮肤性病健康管理是皮肤性病系统化的整合和连续的服务，在实施健康中国战略的背景下，皮肤性病健康管理最关注的是皮肤性病健康危险因素和皮肤性病高危人群的全面识别、有效干预、综合管理和全程控制。皮肤性病护理实践是以"人"为中心，动态、不间断地记录健康数据，关注生物、心理、社会等要素对皮肤性器官健康的影响，通过评估患者的生活习惯、家庭因素、社会环境等情况，制订切实有效的皮肤性病健康干预和促进措施，包括生活行为管理、运动管理、心理精神管理、皮肤性病管理、延续管理等。皮肤性病护理实践在健康管理中是动态、连续、循环、闭环的过程，真正实现全链条、全生命周期的皮肤性病健康管理。

3. 皮肤性病健康管理与护理实践依托载体方面的关系

随着互联网、人工智能、大数据等先进技术的发展和应用，皮肤性病健康管理的模型和内容得到了极大的丰富和扩展。首先通过构建皮肤性病健康信息平台，皮肤性病护理实践效率将大大增加，皮肤性病健康数据的管理将实现从"事后管理"转为"实时管理"，皮肤性病健康管理的人群也将从患者人群延伸到社区、基层，进而实现全人群管理。同时皮肤性病护理可以通过"互联网＋服务"的手段，利用手机 APP 实现全方位、无缝隙的健康管理，使皮肤性病健康评估更全面、健康干预手段更多样、健康教育和咨询更便捷、效果评价更直观。

4. 皮肤性病健康管理与皮肤性病护理实践的内涵和外延方面的关系

皮肤性病健康管理围绕"提升全民健康素养，总体控制医疗费用"。针对健康人群，护理实践应注重皮肤性病健康教育和健康指导，引领和调动个体追求健康的内在动力和自发行为，建立和践行符合自身特点的健康生活方式。针对皮肤性病亚健康人群和高危人群，护理实践应通过健康档案、健康数据的动态记录和全面评估，制订个性化的皮肤性病健康管理计划和干预方案。对于皮肤性病人群，通过皮肤性病治疗性护理和延续护理，重点做好社区慢性皮肤性病人群的监控和管理，提高患者的治疗依从性和连续性。建立针对个人、家庭和社区的护理皮肤性病健康管理实践服务，做好皮肤性病预防保健、健康监测、医疗对接、慢病管理等服务，以达到预防皮肤性病、减少复发、延缓发展、降低费用、促进皮肤性器官健康、提高生命质量的目的。

第四节　参与皮肤性病健康管理的护理专业人才培养

1. 皮肤性病护理学科与公共卫生学科相结合

皮肤性病健康管理是预防医学和临床皮肤性病学的结合，兼具公共卫生服务和医疗卫生服务的双重属性，是一种新型的皮肤性病卫生健康服务模式。现阶段护理实践仍以皮肤性病的治疗性护理为主，所以，在人才培养中需要加强与公共卫生学科的结合。皮肤性病健康管理中的护理专业人才既需要具备皮肤性病护理的技能和皮肤性病学知识，也需要提供健康教育、健康干预和健康指导等公共卫生服务领域的普适性服务。护理人才培养应以提升与公共卫生相关服务的能力为导向，主导建立优质的皮肤性病健康管理全科团队，让护理成为初级卫生保健的"守门人"，推动医疗卫生服务向皮肤性病健康管理服务转型。

2. 与皮肤性病专科护士培养相结合

在国外，开业护士（NP）或高级实践护士（APN）在皮肤性病健康管理工作中承担着重要角色，为人群提供了连续、全面的皮肤性病健康管理服务。作为能够独立自主执业的卫生保健服务者，基于护理专业的理论和实践，经验和实证研究表明，开业护士或高级实践护士是人群及时获得高质量皮肤性病健康管理服务的公认解决方案；随着签约护士的不断发展，护理独特职业特性联合签约医师共同通过应用专业知识进行皮肤性病健康风险评估及定期随访等发现现存或潜在问题，使皮肤性病健康教育、健康干预形成良好的生活方式，防止并发症的产生和皮肤性病的复发，提高人群生存质量。护理在慢性皮肤性病人群的健康管理中逐渐成为医疗资源的沟通者和健康知识的传播者，更应该成为慢性皮肤性病人群健康管理和健康促进活动的组织和参与的主力军。

美国 NP 的培养开始较早，且专业领域细分程度较高；英国 NP 的培养是面向经验丰富的临床护士，以专科化培养为主要特点。我国皮肤性病护理领域的人才培养目前也大力提倡专科护士培养模式，在慢性皮肤性病管理、老年照护、社区护理、康复保健等方向进行专科护士的培养。在皮肤性病健康管理领域，包括初级卫生保健、健康促进、健康教育、健康评估与诊断、开立健康处方等方面，通过专科护士的培养，充分发挥和调动护理实践的积极性和主动性，不仅有利于拓展执业领域和学科创新，还可能成为提升公民健康素养、及时获得皮肤性病卫生保健服务的有效解决方案。

3. 皮肤性病健康管理与社区慢病管理相结合

社区护理是护理一个重要的组成部分，其服务是以促进和维护社区人群健康为目标，针对不同人群，在社区不同的场所，开展形式多样的护理工作。护理在社区皮肤性病健康管理中有着天然的优势，可以与皮肤性病医疗机构实现无缝隙对接，持续开展皮肤性病档案管理、风险评估、护理干预、宣教随访等皮肤性病健康管理，从而实现延续护理和促进健康。我国社区人群对于开展慢性皮肤性病健康管理的需求迫切，其中对皮肤性病患者的管理服务需求，以及皮肤性病、恶性皮肤肿瘤的健康管理需求尤为突出。在社区慢性皮肤性病管理模型中，护理也被赋予了更丰富的形式和内涵。

护理实践分为重点人群皮肤性病健康管理和一般人群皮肤性病健康管理，结合社区慢性皮肤性病管理中皮肤性病的风险评估、健康干预、跟踪监测和效果评价的四个环节：第一是进行皮肤性病患者的健康信息收集，监测健康现况。其采集的健康信息，包括个人一般情况、目前皮肤性病健康状况和家族史、个体生活方式、全面体格检查等。第二是皮肤性病患者健康风险评估，就是根据现有的皮肤性病健康信息，对个人目前的健康状况开展评估（如是否存在皮肤性病健康危险因素或不健康的生活方式等），同时对未来患皮肤性病或死亡的危险性用数学模型进行量化评估和预测，帮助个体全面认识皮肤性病健康风险，指导、纠正不健康的行为和方式。第三是制订个性化的皮肤性病健康干预方案，进行皮肤性病健康指导与风险干预。第四是长期连续不间断随访，动态地根据皮肤性病患者健康信息与状态进行干预方案的调整，提供皮肤性病健康档案建立、开展皮肤性病健康宣教、病情及用药监测、健康干预和健康促进等服务，同时实行分层管理、双向转诊。根据社区慢性皮肤性病健康管理模型的需要，最终与皮肤性病患者及其家属的共同参与、监管，完成专业的皮肤性病健康评估、个性化皮肤性病健康教育指导。

在整合皮肤性学中，皮肤性病护理专业人才通过建立与个体、家庭和社区长期稳

定的关系，完成皮肤性病健康数据的收集记录、健康状况的动态评估、健康干预的有
效实施。这种由皮肤性病专业人才开展的集皮肤性病健康教育、疾病预防、保健康复、
健康促进于一体的护理实践，在一定程度上弥补了皮肤性病医疗服务和公共卫生服务
相对分割和孤立的短板，推动了综合、全面皮肤性病健康管理功能的转化。

参考文献

[1] 樊代明.整合医学——理论与实践 2[M].西安：世界图书出版西安有限公司，2017.

[2] 樊代明.整合医学——理论与实践 4[M].西安：世界图书出版西安有限公司，2018.

[3] 樊代明.整合医学——理论与实践 5[M].西安：世界图书出版西安有限公司，2019.

[4] 蒙军.整合皮肤性病学研究初探 [M].北京：科学技术文献出版社，2021.

第十五章　我国院校整合皮肤性病学人文道德教育研究

第一节　我国院校整合皮肤性病学人文道德教育问题及思考

人类皮肤性病学观念的发展是我国院校整合皮肤性病学人文道德教育发展的重要推动力，它的发展有其深刻的社会背景和直接原因。人类在启蒙运动后，医学和人文逐渐貌合神离。在此期间，人类医学得到了很大的发展。但缺乏人文的医学终究是存在隐患的，启蒙运动中对人的尊重渐渐转变为对医学技术的尊重，对医学规律的崇拜渐渐转变为对医学的征服和控制，在医学领域中逐渐出现人文问题，在医学道德伦理方面出现新情况，如对医学实验对象缺乏人文关怀、克隆技术的滥用等。我国的皮肤性病学人文教育出现以下的变化。

（1）我国有的院校开设了医学人文道德教育，但没有得到院校师生足够的重视，经常被边缘化。医学人文教育不是生物医学模式的文化装饰，应该体现它的价值，真正养成其医学人文习惯。它不是一种工具，而是一种让医学人文精神发扬光大的途径。

现在已有院校开始强调医学人文高等教育的必要性，积极研究医学人文教育的发展路径。有的院校成立了医学人文院系，用整合医学模式把医学人文教育整合到医学教育体系中，为医学人文教育工作积累了丰富的具体经验，有的院校将医学人文正式列入医学教学大纲，成为正式课程，有效进行医学人文教育研究，实时召开研讨会议，认真制订教学方案，让医学人文教育真正重要起来。

（2）我国现在大部分院校医学人文教育重视培养医学生良好的医学技能和医德，重视培养医学生给予患者浓浓的人文关怀，培养他们具备仁爱、挚爱、友善、至美、善行的医学人文关怀，明白优良的人文精神在医学实践中的地位，但实践指导还有待加强。

第二节　我国院校整合皮肤性病学医学人文道德教育

皮肤性病学人文是对皮肤性病和衰老做出的积极响应，终极目标是服务于人类健康和长寿，积极地救死扶伤，发扬人道主义精神。

医学伦理道德和同情心本身就是医学人文科学的主要内容，但医学人文科学这种对疾病和衰老的重视和表达、对生命的关怀很快就被世界早期工业革命和现代化裹挟，与对生命、疾病和衰老抱有强烈关怀的初心渐行渐远。皮肤性病学教育不应该是抽象的脱离生活的个人智力活动，而应该和人文生活有关，并回归对生命的关怀和对皮肤性病和衰老的同情，满足人类对健康长寿的希望，皮肤性病学人文教育应该不忘初心，通过理论研究和长期实践来满足人对健康长寿的需求，所以，我们提出了"生命关怀"这一概念，希望通过对人的生命关怀，皮肤性病学教育工作者和其他人不只关心皮肤性病，还要积极主动地参加到人文教育实践中去，重拾对皮肤性病学教育的信心。

1. 生命关怀是一种道德体验

生命关怀包括身体照料、感情关心和人文道德三个层次。实践证明，对皮肤性病患者生命关怀的人文道德主要在家庭、亲人和朋友圈中进行，而由皮肤性病医学工作者完成的越来越少。与此同时，皮肤性病学和日常照料相分离，护士、护工、社工、职业理疗师、健康管理师和家庭成员才是日常照料人员。现代社会，人们很容易追求利益最大化、追求效率和商品化等，这些深入人的日常生活和皮肤性病学领域，弱化了皮肤性病照料者和被照料者之间存在的人文道德、感情交流等的充分表达，所以，我们要重新认识日常照料这个定义。日常照料是照料者和被照料者之间关于日常生活、自我尊严的人文道德交流，日常照料中的"在现场"是最重要的部分。只有通过亲自参与到对皮肤性病患者的日常照料中，才能真正体会到这种皮肤性病学人文道德的交流，才能真正体会和理解患者遭受的折磨和痛苦，才能找到减轻患者痛苦的力量和办法。

2. 生命关怀是一种互惠

生命关怀是常见的一种互惠，这种互惠不是市场交易，它更像是两个关系密切的人之间的礼物交换。就如同被照料的皮肤性病患者把自己的经历和故事作为礼物分享给日常照料人员，以此报答日常照料人员的付出。在这过程中交换的是双方的人文道德责任、医患感情交流体验和社会资本。这种交换重建了日常照料人员和患者的主体性，只有通过在现场、参与其中、支持帮助和合作交流途径，这种日常照料和被照料才能成功，这里面最重要的是不计较物质和感情的投入，这样才能成为一名成功的皮肤性病学日常照料人员。日常照料的回报可以交换，它可以帮助我们认清自我，认清我们能给予的东西或能承受的东西。这种不计较感情投入和物质利益的互惠也是对市场经济规律的一种变通和升华。

第三节　我国高校整合皮肤性病学人文道德教育发展路径

生命关怀作为皮肤性病学人文道德实践，其中包括对皮肤性病患者的关怀、同情和关爱，它是认识皮肤性病的重要定义，也是针对皮肤性病的医学人文道德活动。

1. 生命关怀和皮肤性病学

皮肤性病学和生命关怀如果分离，日常照料人员在皮肤性病学场域中就会被忽视，这样一来，照料人员只有日常照料的具体工作，而较少进行和患者的感情交流，弱化了日常照料的人文道德行动，缺少陪伴、交流、肯定和承认等。现在的皮肤性病学人文教育需要把生命关怀这个概念重新真正纳入到皮肤性病学中去，这不只是针对皮肤性病学护理人员。现在实际的皮肤性病学人文教育形式已经有了很大的改观，如叙事老年医学就很好地反映了日常照料中以皮肤性病老年患者为中心的生命关怀，在皮肤性病老年医学中实践。

2. 叙事老年医学和老年平行病历

美国著名医师丽塔·卡伦把文学叙事方法应用到临床工作中，首先提出叙事医学这一概念，我们把叙事医学和老年医学相整合，就形成"叙事老年医学"这一新概念。叙事老年医学目的在于培养老年医学工作人员的叙事能力，那些具有叙事能力的老年医学工作人员开展的诊疗服务符合叙事老年医学的要求，这是一种吸收、解释、回应故事和其他老年疾病的能力，其核心是共鸣和思考。叙事老年医学要求老年医学工作人员重视对老年患者的生命关怀，理解和尊重这些老年患者，认识现代老年医学体系的缺陷，把老年医学和叙事医学整合起来；要求老年医学工作人员善待每一个老年患者，同情他们的病痛，感同身受地体会他们的丰富性，这样才能真正形成良好的医患关系。

要培养叙事能力，首先需要院校的医学生认识到叙事的重要性，其次是掌握在皮肤性病老年医学中加入叙事的维度，最后去考虑叙事老年医学的可能性和其带来的好处。叙事老年医学的重点是倾听，要全方位、自然吸收、理解、认清老年患者倾述的有关信息和其价值。这种能力可以理解为关注，是皮肤性病老年医学工作人员放下自我，感同身受地体会皮肤性病老年患者的病痛，充满同情心地去关注。这些皮肤性病老年患者的身体就像文本，记载着他们的过往，他们的身体蕴含了曾经的伤害证据。这种叙事方法既可以揭示皮肤性病学统计数据后面埋藏的皮肤性病老年患者内心的病痛，也可以揭示减轻病痛不可及的各种复杂的皮肤性病学人文职责。我们要用叙事的写作方法，即老年平行病例，记载对皮肤性病老年患者的感受，这种记载需要不断地学习，循序渐进，才能成功。

皮肤性病老年平行病历不受正规病历书写格式的限制，其中可以使用"我"作为书写主体，和正规的病历不同。皮肤性病老年平行病历不像皮肤性病正规病历的"循规蹈矩"，不是单纯地记录皮肤性病老年医学指标和数据，它是用文字记载皮肤性病老年医学工作人员和这些老年患者之间发生的事情，记载每个过程的感受，不隐藏自己的情感，让其充分表达自己对这些皮肤性病老年患者的主观感情，记载医患之间的真挚交流。通过皮肤性病老年叙事医学和老年平行病历，工作人员会更好地关注到患者的内心。

3. 皮肤性病学人文道德教育发展路径问题

皮肤性病学人文道德教育专家和学者根据自己的皮肤性病学实践经验和社会科学研究成果为皮肤性病学人文道德教育发展路径提出了许多现实问题。这些问题的特征是以皮肤性病患者的主观感受为中心，希望通过对皮肤性病患者提出问题，更好地了解其日常生活状态，了解皮肤性病患者对自己的皮肤性病的诉说，把皮肤性病患者的病痛叙事引入医患之间的交流中，把生物医学模式主导的皮肤性病主诉和现病史等病历资料真正转变成更加和谐平等的皮肤性病学人文道德的沟通和交流，真正形成相互理解和相互信任的良好医患关系，从而达到更好的诊疗效果和更好的皮肤性病学人文道德教育发展路径。

无论是皮肤性病老年叙事医学还是老年平行病历都是以皮肤性病患者为中心，是医患交流疾病和病痛的有益补充方式，这两种方式契合体现在"生理－心理－社会"整合皮肤性病学体系的需要，值得我国院校皮肤性病学人文教育学习和推广。皮肤性病学工作人员要把日常照料等生命关怀的人文道德行为整合进自己的皮肤性病学实践中去，不能只重视对皮肤性病患者的日常照料技术和简单的感情交流。要防止皮肤性病学人文的过度技术化趋势，摒除皮肤性病学人文的技术思维惯性。医患之间的沟通不只是技术活，更是一种人性、一种人格。只有这样，生命关怀行动才能真正整合到皮肤性病学人文道德教育中去，才能真正做到以皮肤性病患者为中心。

4. 我国院校皮肤性病学人文道德教育

目前，我国院校皮肤性病学人文道德教育越来越引起有识之士的重视，在院校中进行皮肤性病学人文道德教育实践已经成为研究的热点同时也是难点。包括日常照料在内的生命关怀作为解决皮肤性病病痛的人文道德教育实践内容也在我国院校皮肤性病学人文道德教育中有了越来越多的应用。

现在我国的皮肤性病谱已经发生转变，我国皮肤性病死亡的主要原因由急性传染病转变为慢性病，皮肤性病慢性病的病死率占全国皮肤性病总病死率之首。以前的皮肤性病生物医学模式已经不能适应现在的时代。皮肤性病患者一旦得病，其必须经历一个和皮肤性病共存亡的漫长岁月，深刻影响患者和自己、家庭和社会的关系等。所以，现在包括日常照料在内的生命关怀这一皮肤性病学人文道德教育模式急需从医院扩展到院校，以满足高级人才培养的需求。

在新型整合皮肤性病学模式下，我国院校皮肤性病学人文道德教育需要师生真正掌握并理解应用包括日常照料在内的对皮肤性病患者的生命关怀活动，还包括日常照料皮肤性病患者、真心关怀照顾患者，以及对患者的皮肤性病学人文道德行动这三个层次。应该在皮肤性病学人文道德教育中理解包括日常照料在内的生命关怀行动的互惠互利性和人文道德性，并能够感受到生命关怀给大家带来的效益和好处。

我们的院校皮肤性病学人文道德教育工作者既需要掌握皮肤性病患者的身体疾病特性，也需要分析患者面临的来自各现实维度的压力，从而全面掌握患者的身心问题。这种院校皮肤性病学人文道德教育方法能很好地让师生们真正理解和同情患者的病痛和在社会经济结构中的弱势地位和苦痛，从而更好地提供服务。

参考文献

[1] 樊代明.整合医学——理论与实践 4[M].西安：世界图书出版西安有限公司，2018.

[2] 樊代明.整合医学——理论与实践 3[M].西安：世界图书出版西安有限公司，2018.

[3] 杨志平，樊代明.整合医学的理论解析 [J].中华医学杂志，2016，96（4）：247-249.

[4] 樊代明.整合医学——理论与实践 [M].西安：世界图书出版西安有限公司，2016.

[5] 张亮，胡志.卫生事业管理学 [M].北京：人民卫生出版社，2015.

[6] 郭清.中国健康服务业发展报告 2018[M].北京：人民卫生出版社，2019.

[7] 樊代明.HIM，医学发展新时代的必由之路 [J].医学争鸣，2017，8（3）：1-19.

[8] 樊代明.整合医学——理论与实践 6[M].西安：世界图书出版西安有限公司，2019.

附录一　整合医学——从医学知识到医学知识论

樊代明

知识是人类在劳动、生产和实践过程中对客观世界、客观事物、人类社会，包括人体本身等认识的结晶，涉及概念、理念、意义、范畴划分、状态认知、规律、原则、规模、模型、方法等内涵，是人类用以认识世界和改造世界的重要工具。知识论旨在对知识的本性和本质特征，包括价值取向等进行的研究，是人类用以指导自己正确认识世界和改造世界的重要理论。

1. 知识的本源和特征

（1）知识的本源　20世纪之前的知识论，事实上只是将知识等同于科学知识来研究的知识论，直到20世纪才出现了知识论的转向。特别是20世纪中叶以来，英国哲学家在《心的概念》中提出了两类不同的知识，即"探索事物的知识"和"探索造物的知识"，前者常指基础的自然科学知识，后者多指改造自然的技术（或工程）知识。

在人类出现之前，宇宙已有一个统一的或混沌的物质世界，或称为自然物世界，如江河、岩石、土壤、冰、雨雪、闪电等，这个世界不是人造的。后来有了人类，人类依赖必需的物质为对象，利用物质性工具创造了另一个世界，也称人工物世界，如房屋、汽车、药品、手术刀，而且越来越多，已经形成了一个人类生产和生活主要依赖的人工物世界。

自然物世界是脱离精神世界的独立存在，也可称为无知识渗透内蕴的客观物质世界；而人工物世界内在渗透着知识，所以称为有知识渗透内蕴的物质存在。研究自然物世界产生的知识更多被称为科学知识，是认识世界的结果，科学知识是以探索真理为动力的。研究人工物世界产生的知识更多被称为技术（或工程）知识，是改造世界的结果，技术知识以追求价值为动力。

医学知识和科学知识事实上是两类不完全相同的知识。历史上，古代的医学知识主要掌握在社会下层的劳力者（郎中）手中，但社会统治权却掌握在劳心者手中。因此，无论是奴隶社会、封建社会乃至资本主义社会，劳心者和主流意识形态都严重轻视医学知识和医师本身的地位，所以一直缺乏对医学知识进行系统性、概括性、综合性的理论研究和理论升华，也就缺乏对"医学知识论"的认识。事实上，从原始社会开始，人类就积累了大量医学知识，而科学知识的形成较晚。形象地讲，科学知识只是术或器之层面，科学是传统哲学与传统技术的共生子。但自从科学出现后，由于其威力和贡献，社会便更多关注于科学中技术的作用，出现了技术革命带动的世界发展的几个科技中心及其转移。同时，哲学领域也倾注于对科学知识的研究，甚至认为科学知识是"唯一的知识"，一方面有知有觉地形成了科学知识甚至科学文化的独霸地位，另一方面不知不觉地忽视了对医学知识论的研究，不仅使医学知识论成了一个被遗忘的角落，甚至认为医学只是科学的一个分支。

（2）知识的产生　人类认识世界和改造世界首先源于思考，其广度和深度有别。思考的路径称思路，思考的维度称思维，思维的结果称思想。知识的产生有赖于人类大脑的创造性思维，不同时代的思维活动又建立在并依赖于相应的知识层面上。一般来说，知识的产生可以分成三个阶段。

①分析，即分而析之，分析所得为事实。分析是把整体分解成部分加以认识，所以认识部分是分析的主要任务。客观世界本来是一个相互联系的整体，为了深入认识其中的各部分，继之为了深入认识其整体，不得不把部分从整体中分离出来，分门别类、孤立静止地加以剖析。一般来说，科学研究离不开分析，否则就不能深入事物内部，就不能剖析事物的细节。近代科学之所以大踏步前进，取得了辉煌成就，正是借助了"分析"的方法。

②说明，即说而明之，说明所得为定律。说明阶段用的是分析和整合两种思维方法。分析正如前述，而整合是把部分整理合成为整体加以认识。认识整体是整合的主要任务，是把各个部分、各个要素、各个方面联系起来，有机组织起来成为一个有机的整体。

③解释，即解而释之，解释所得为理由。俗话说"有理走遍天下，无理寸步难行"。无论分析或整合最终形成的知识要符合自然规律。在解释这个阶段用得最多的还是整合思维。这时的整合不是把诸多因素、诸多部分、诸多方面简单地混合到一起，或机械地相加到一起。这时的整合要揭示事物的部分、要素所不具有，是事物的整体才具有的性质。

科学研究离不开整合，医学研究主要靠整合，离开了整合就不能认识研究对象的整体本质。整合是分析、说明、解释各阶段的步步深入和最后归宿，离开整体的分析、说明和解释是片面的分析、说明和解释。当然，缺乏分析、说明和解释的整体是混沌的整体或停留在思维层面中的整体。对医学知识的产生而言，整合的基础靠分析，分析的归宿是整合，无论是目的或结果，最终都靠整合。

（3）知识的无限性　夸一个人有知识，有人会说他上知天、下知地、中间知空气，这只是从空间上对知识进行了概要、形象的总结。其实从科学、技术、哲学、文化层面来讲，知识是知天地、晓时辰、见物质、识因果、通人文和懂造物等。

有人讲，各行各业对知识的了解可能不到 1%，而个人对这 1% 的了解又只有 1%。一方面，我们不能用 1% 的已知去解释那 99% 的未知现象；另一方面，试图通过努力把世界那剩余的 99% 完全掌握，其实是做不到的，因为那 99% 在不断变化。有人统计过，在过去 20 年，人类的知识进展量，光生物医学界就是过去两千年的总和，呈爆炸式增长。假如每天按 100 倍地变化，则在人生的 100 天内就成了无穷大，假如是 100 年那就数不胜数了。所以 knowledge（知识）是 know（知道）和 ledge（边边角角）两个词共同组成，意即知识就是知道一点点。所以将世界乃至其中的知识看成固定不变，终可企及并完全掌握，是不现实的。荀子提出"人定胜天"只是一种想法而已，亦即我们所称的理想。

（4）认知的局限性　人对世界的认识其实是人用自身的感官与世界实物相互作用而成的，其中构成的是一种幻象，这种幻象有时是真实的，但很多时候并不是真实的，有其局限性。比如通常我们看见的红色，对有红色盲的人来说他看见的都是紫色。哪个对？其实都不对，世界上的物质根本没有颜色，只有光谱。这只是指"知"的表象，对"知"的认识就成了"觉"，"觉"是反应，就是思想，"知"错了，"觉"能对吗？我们也可以把人对客观事物的观察叫"觉"，知觉的"觉"，而对其中产生的道理叫"悟"，悟道的"悟"，合起来叫觉悟，如果"觉"不对，那"悟"能对吗？

2. 医学知识与医学知识论

关于医学知识，不仅众多从业者对其有深刻丰富的认知，而且不从事医学服务的人，也有不同范围、不同程度的了解，是一种医学显性知识的表达形式。而医学知识论是对医学知识的本性和本质特征进行研究，不只针对具体医学知识的个体形态，是对医学知识的普遍本质和共性规律在理论水平上的认识，通常是以医学隐性知识形式表现，而且只有少数人能所为。

医学知识论的主要任务是以医学知识为研究对象，不仅要研究其本性和基本特征，还要研究其形成过程、社会功能、价值取向及发展规律。医学知识论与医学知识含义不同，但又密切联系。一方面，医学知识是医学知识论的研究对象、研究出发点和理论概括的基础，离开了具体的医学知识，医学知识论就成为无源之水。另一方面，只有具体的医学知识，并不等于有了医学知识论的水平。只有明确医学知识这个研究对象后，经过进一步的理论研究、理论概括和理论提升，才能到达医学知识论的认识水平，才能用现有低层次的医学知识创造更高层次的医学知识。

整体整合医学（简称整合医学，HIM）就是医学知识论。该理论从人的整体出发，将医学相关领域最先进的理论知识和临床各专科最有效的实践经验分别加以有机整合，并根据社会、环境、心理的现实进行修正、调整，使之成为更加符合、更加适合人体健康和疾病诊治的新医学知识体系。它是指导医师合理应用医学知识、正确防治疾病、护佑健康的认识论和方法学。

（1）用医学知识论认识医学知识　医学知识从构词法可将其分成两个进路，一是将"医学知识"看作"总体知识"的一个子集；二是将"医学知识"看作"医学"与"知识"的一个交集。前者是把医学知识看成人类全部知识的一个类型或一部分，医学知识论旨在辨析医学知识与其他知识存在的异同关系。后者是强调医学知识中医学与知识的联系，医学知识论要在辨析医学与知识上下功夫。一方面辨析医学与知识的不同本性，另一方面注重二者的相互渗透、相互作用及相互转化。从这两个进路分析最终是要把医学与知识的不同内容加以整合，将医学知识与人类健康的相关知识加以整合，从而形成 HIM 的基本架构和理论基础，实现道器合一、学术相济，实现医学上要通道、下要达器，最终实现医学知识论，即 HIM 的远景目标。

医学知识是人类整个知识系统的子集。人类知识可分为政治、社会、军事、经济、工程、科学、技术、宗教、艺术等，然后还可细分。所谓三百六十行，行行出状元，就是各有其特点，但也有模糊、交叉重叠现象。与其他分类的知识相比，医学的知识通常和知识总体内其他子集交叉更为明显。因为医学服务的对象是人，凡与人有关的知识都应纳入医学知识之中，遗憾的是人们通常把医学放到生物学，进而把生物学放到科学（或技术）之中，成了科学知识中的一个子集，其实科学本身只是人类知识中的一个子集，生物学又是科学这个子集中的一个子集，有的人甚至把医学放到生物医学或生命科学中再成为生物医学或生命科学中的一个子集，由此形成了很大的误区，其实事实并不如此。

①医学知识是不同于或独立于专门研究自然物世界的基础科学，是另一类知识体系。科学知识探究是好奇心、兴趣和探索真理使然，而医学知识是以保证健康价值和社会和谐作为核心和关键。

②科学知识是以发现自然物世界的个别、局部真理为目标，而医学知识是要整合各类要素进而转化为现实保健能力的知识或知识群（或体系）。目标不一样，所用的思维及研究方法就有所不同。

③医学知识有很强的社会性，不但涉及人与自然物世界，也涉及人与人工物世界，而且广泛深刻涉及人与社会、人与人的关系。

④医学知识的来源和结构表现为多元化、多样性、非线性和可变性，所以必须通过选择、整合而转化，才能对人类保健能力产生价值。

⑤医学知识是在历史中不断发展、开放的知识体系，是以知识体系而存在的。它开始是以经验为核心的医学知识体系；继之发展成以技术知识为核心的医学知识体系；然后成为强调科学基础的医学知识体系；直到如今成了强调医学知识综合集成的 HIM 知识体系。

⑥用医学知识论研究医学知识要有三个原则：其一，要认识"人与两类物质世界的区别与联系"，我曾称为空间健康学；其二，要认识"与人相关的多种知识类型的区别和联系"，我曾称为人间健康学；其三，两类世界和多种知识与人体互动的动态关联与区别，我曾称为时间健康学。自然物和人工物是两类不同的物质世界，基础科学知识与医学知识是两类不完全相同的知识。

因为医学既涉及两类不同的物质世界，又涉及两类不同的知识，所以它是一种整合性的知识体系，不宜用单一平面的思维去评价和思考医学知识。比如，动物和植物是两类生物，猴子和大象是两类哺乳类动物，但不能用猴子比大象，更不要猴子学大象。研究两类不同的物质世界、两类不同的生物，包括研究两类不同的知识要采用两类不同的研究范式、范畴、概念和方法论。比如，研究自然物世界和人工物世界，就是两类不同的研究活动和研究过程，甚至同一活动或过程在不同层次也不同，虽然二者有些共同点或密切关联，但医学知识通常表现为一种无形的、多元的、非线性的、可变的状态，更需要"想"与"做"并重，理念和目标贯通，愿景想象力和现实保健力兼顾，价值观与实践性一致，而不是"一锤定音"、一做了事、一蹴而就。

（2）医学知识是道或器，是学或术　中国古代哲学《易传·系辞》提出："形而上者谓之道，形而下者谓之器。"医学知识究竟为道或是器，古代人认为人工物是器，科学和技术都属于术，那么医学究竟是学还是术？历史上一直存在道器分离、重道轻器，常常是重学轻术占上风。有人认为，医学知识仅仅存在于器物层面。但事实上人工物世界不仅是器，还有道，是"器中蕴道，道在器中，道器合一"。道器合一，即道在器中或器中有道，"道者，理也，学也""器者（人工），物也，术也"。同样，医学知识也绝对不仅仅是术的知识，更不能简单地理解为医术。医学知识是自有其学、术中有学、学术合一，医学是医学知识（道）与医学方法（术）的高度整合。

科学知识主要表现为对科学命题、科学概念、科学规律和科学技术的认识，是探索"自然物世界是什么"的问题，而医学知识是要创造人工物世界，回答"为人类健康服务怎么办"的问题。实证主义唯科学知识论观点认为，医学知识是科学知识、技术知识的应用，继之认为，医学知识不过是科学知识创新和技术知识创新在医学实践中的应用与延续，本质上是科学知识和技术知识的创新。这种观点无论是从理论到现实都不对，而且会导致如下两个问题。

①极易把医学创新只当成科学发现到技术发明再到医学发展的线性推进过程，容易把这条路径的科技创新当成医学创新的全部，尤其会严重忽视医学中极为重要的整合创新。

②极易片面地挤压医学创新本身包含的丰富内容，尤其会严重忽视那些"非科技"因素导致的医学创新。

实际上医学创新除了"科学→技术→医学"三元论框架下的医学知识论观点，还存在从医学需求到技术研发，再到科学研究的路径（我曾称为医学的反向研究），即"医学→技术→科学"。事实上后一条路径才是经常性发生的主导路径，在复杂的医学研究中，两条路径往往交织并用，而且多种原有技术的创造性整合并用，是医学创新和实践中不可忽视的重要形式，互为对照，互为促进。正如西蒙所说，科学与分析有关，医学与整合有关，整合就是创造。综上所述，医学知识绝不能简单地被看作科学知识和技术知识的附属知识，而是在存在论中具有相对独立形态的知识系统。

（3）医学知识的分类及分析　20世纪著名的哲学家波普尔把知识世界分为三类：外部存在的物质世界，即自然物世界和人工物世界；人大脑中存在的精神世界；文字、图案、书籍等记录的知识世界。需要注意的是他所划分的第一个世界，即物质世界分别包括自然物世界和人工物世界，但二者有极大的不同，前者没有注入知识，而后者倾注了知识（如医学）。所以冯卡门说"科学家是发现已经存在的世界（自然物世界），工程师是创造从未存在的世界（人工物世界）"。而医学，我认为既有自然物世界（如人体构造），也有人工物世界（如药品）。所以，科学知识和自然物世界的相互关系、医学知识与人工物世界的相互关系之间存在不小区别，其性质深刻影响医学的发展。科学家在研究科学知识时不能根据自己的嗜好而随意改变对科学规律的结论性认识，在发现的科学真理知识面前无所选择，不能主观想发现什么就可以相应地实际上发现什么。因此，科学知识的发现从其本质规律的揭示上看并不具有创造性，因为科学发现的对象是已有的客观存在。我们只能说牛顿发现了万有引力定律，但不能说他创造了万有引力。因为科学知识以反映性为根本属性，医学则不然，面对形形色色的现象和林林总总的方案，医学可以从中做出选择，从而创造出千变万化的方案，表现为有主观意志的选择，可以表现出主观能动性及创造性。科学知识论以"真理导向性"为动力，其进步和演化标准是使已有的科学知识越来越接近真理，旧的科学知识被新

161

的发现取而代之。医学知识论以"价值导向性"为动力，其进步和演化标准是使已有的医学知识越来越有价值，取而代之不一定对，甚至是错误的。

医学知识论研究是要把医学知识从朴素（一般）认识提高到哲学认识的层面，把不自觉或半自觉的认识提高到自觉的认识水平，它是以形形色色、多种多样的医学知识为研究对象或研究素材开展阶性研究或多维的整合研究。这种阶性研究不但研究医学知识的本性、特征、内涵、形态、结构、功能、评价、演进和发展规律，而且研究医学知识与自然、科学、技术、经济、管理、心理、社会等的相互关系、相互作用和相互影响。医学知识论是在应用现有医学知识创造新的更高层次的知识。

科学知识具有答案唯一性，而医学知识的答案具有差异性和多样性，即同一医学知识在不同时间或用于不同的人体可能有不同的结果，而不同的结果都可能是正确的。科学知识的反映性决定了科学家不能按自己的意愿和主观爱好而随意地创造科学规律，即"无所选择"，所以在探索失败面前，社会对其持宽容态度，即宽容失败。医学知识具有主观能动性和创造性，具有价值性和功效利益性，所以医学失败必然在价值和后果上带来严重的人体伤害，甚至社会危害，因此社会对其不持宽容态度，要严肃问责和追责。

3. 医学知识的形成和形态

（1）医学活动的物质本性和医学知识的精神本性　医学知识具有物质性和精神性两种本性。医学活动是物质性活动，是依附于物质性活动的过程，但这绝不能否认其同时所含有的许多精神性活动。医学绝非"纯物质性而无精神性"。要肯定医学知识中物质的第一性，但绝不能否认医学知识中精神的重要性。因为医学实践本质上虽多是物质世界的活动，但在医学知识探求中多是精神世界的活动。

（2）医学知识的形成过程　历代哲学家对知识的定义和形成过程的认识都有不同。近期对医学知识的形成过程聚焦到"医学数据→医学信息→医学知识→医学智慧"上，而且对四个过程定义了不同概念，即医学数据是经过组织的数字、词语、声音、图像；医学信息是对医学数据以有意义的形式加以排列和处理的结果；医学知识是用于生产的有价值的医学信息；医学智慧则是医学知识的整合和升华。也就是医学数据需要加工整合才能成为医学信息；医学信息需要再加工整合才能成为医学知识；医学知识需要进一步升华才能成为医学智慧，这是由低到高的上行路径。反之，医学智慧可以引领医学知识的深化和发展；医学知识可以指导医学信息的加工和处理；医学信息可以指导医学数据的采集和挖掘，这是由高到低的下行路径，或称反向医学研究。其实四者不是完全对应和割裂的，而是相互融合、相互渗透、相互作用、相互促进的系统的正向或反向的解析和整合过程，是一个闭环且循环和螺旋上升的过程。

（3）医学知识的存在形式 正如前述，医学知识的存在形式有三种：一种存在于外部世界，一种存在于人脑，还有一种是通过文字、书籍、录音、计算机、互联网保存下来。一般通过后者保存的知识多为显性知识，即可用文字表达、符号表示、逻辑求证的知识，这种医学知识容易被传播，容易被言传身教。还有一种医学知识叫隐性知识，存在于人脑中，也叫意会知识或默会知识，是只可意会难以言传、心中了了、纸上难鸣的知识。医学知识中有大量的默会性知识，这种知识不能像科学知识或医学中的显性知识那样容易传播，要靠悟，而且要悟出道理才能继承传播。还有一种物化和融合到人工物中的知识，比如 CT、MRI、B 超及其生产操控和使用的知识。

（4）医学知识的分类特征及其含义 由于医学知识的产生涉及两类物质世界和两种知识类型之间的复杂关系，所以对其进行分类十分困难。科学知识是人类在认识和反映自然物世界过程中形成的知识，医学知识则多是人类在创造人工物世界过程中形成的知识，或者说在人类来到这个世界之前根本不存在医学。因此，科学知识和医学知识是两种不完全相同的知识，二者都可以划分出许多子类，比如科学知识可以划分为物理学、化学、天文学、地球科学、生物学等，依据是不同学科以不同的物质运动为研究对象，对不同学科还可以细分。医学知识与人工物世界（如 CT、MRI）的创造和使用结合在一起，其分类根据人工物不同类型划分，如影像医学、检验医学、临床医学，但医学这种分类需要注意两点。

①每个医学知识的子类都不可能只涉及一种科学知识，必然要涉及多种科学知识，因为任何人工物都与自然物有关，都要服从有关的自然规律。比如，没有任何人工物可以不服从万有引力定律和库仑定律。这就是说，使用有关的科学知识可以在医学知识中大显身手，比如影像技术就是物理学在人体中应用的结果。

②每个科学的子类都不可能只涉及或作用于一个医学子类，而必然涉及多个医学子类。比如，当发现红色染料百浪多息可治败血症进而合成磺胺类药物，染料化学知识就转化成了医药工程中的药物化学知识。

简言之，一个方面的医学知识需要多个方面科学知识参与，同时又可用到多个医学知识中去。时下我们提倡的从多学科参与到整体整合医学（MDT to HIM）概念，其含义是一个疾病涉及多个学科，一个技术能治疗多个疾病，这也是医学知识转化的效能所在。

（5）医学知识的分类及转化 医学是一种有目的、有意识、有理性的知识型实践活动，不同的医疗实践可能涉及应用不同的医学知识，其分类对实践尤为重要。

①医学知识可分为个体性知识和群体性知识。个体性知识来源于个人生活，如个

人经验、绝活；群体性知识是将个人产生的知识收集、扩大并结晶于组织知识网络中形成，如指南、规范。

②医学知识可分为单元性知识和多元性（集成）知识。单元性知识注重解决某一方面的具体医学问题，而多元性或集成性知识是指医学主体将各类知识融会贯通、选择整合，并建构成知识系统而形成的知识，即 HIM。在医学实践中，大量存在且更加有用的是不同种类、多个维度知识的整合集成。

③医学知识可分为显性知识和隐性知识。英籍犹太裔物理化学家、哲学家迈克尔·波兰尼认为，人类知识包括显性知识和隐性知识，显性知识又称明言性知识，可用文字表达、符号表示，可经逻辑推理的知识；而隐性知识又称意会性知识，或默会性知识，难以用语言表达、符号表示，难以用逻辑推理，要靠个人体验、领悟，通过默会过程才能获得。

④医学知识可分为结构性知识和非结构性知识。结构性知识指规范的、拥有内在逻辑的系统的多种情景抽象出来的基本概念和原理（如指南）；非结构性知识指在具体情景中形成的与具体情景直接关联的不规范的非正式的知识和经验，比如平原医师到高原为患者治病（不仅要用平原的医学知识，还要涉及高原、高寒、低氧、低压的知识）。

医学知识通过医学实践向医疗效果转化是医学活动的核心。医疗效果是医学知识最为有效的物质表达形式，也是对医学知识最全面的检验。医学知识的检验方式不适合用一般科学知识的检验方式，后者是通过极限条件的实验去证明原理的真实性，而医学知识更适合在复杂环境中以多元素参与方式存在，特别是在动态运行条件下可进行检验，检验的目的也要看其是否能整合转化成医疗效果，以医疗效果说话而不是以某个检验指标。

医学知识的转化除了前述基础研究知识向临床应用转化，其形态也需要不断转化。比如，显性知识的传播具有更大优势和便利性，可视化程度更高，容易在大范围内同时进行。而隐性知识的载体是个人，其传播往往局限在个体和少数人中，传播方式单一，传播难度大、速度慢，信息流通性很差。因此，二者需要相互转化，这种转化可以促进医学知识的提升和创新。

①隐性知识显性化。医师的"经验""习惯""窍门""绝活""秘方""秘诀"，总体来讲可称为隐性知识，对其中可以表达、经过总结升华的，可以转化为显性知识。但对无法向受者道明的一刹那的灵感闪现，或未被现有医学知识话语范式统摄的隐性知识，难以转化成显性知识。医学的隐性知识与显性知识是相伴相随的，有时难以截然区分。掌握的显性知识越多，潜在的隐性知识也就越多。其实，在世界庞大的知识

体系中，个人已经掌握的知识微不足道，医学知识更是如此。古希腊哲学家芸培说，人的知识好比一个圆圈，圈内是已知的，圈外是未知，已知越多，圆圈就越大，未知的也就越多。值得一提的是，隐性知识显性化，可将个体知识扩展成群体知识，在这个转化过程中，又可创造新的医学知识。

②显性知识隐性化。医学的显性知识具有概括性、抽象性的特点，是对医学数据信息进行归纳、整合、提炼、升华等一系列操作后形成的具有一般性、普遍性的医学知识特点，即对复杂问题进行简化，以达到可描述的要点实质，是对共性内容的提炼，有高屋建瓴的作用。但自然界和人类社会存在多种多样、复杂多变的因素，人体更是如此，所以医学的显性知识不具有普遍应对任何细节问题的能力，且在产生过程中未考虑实际问题的特殊性，所以在解决医学具体问题时不能直接生搬硬套，否则将事与愿违。古人云，授人以鱼不如授人以渔，从鱼到渔就是显性知识隐性化的过程。相对认识事物，也就是从知其然向知其所以然发展和转化，这个过程的转化本身也可再创造，形成医学知识的创新，比如告诉渔者何处有鱼。

4. 医学知识整体性、系统性与目的性的整合

（1）医学知识的整体性和系统性　医学是人类运用各种知识和必要的相关资源等要素并将之有效地整合、建构，最终形成的一个人工物，以达到有一定目的、实现有组织的社会实践活动。任何一个医学活动都涉及多因素、多类知识的配合、协调和整合。因此，医学知识中整体性、系统性和集成性在医学中具有不可分割的内在联系。一方面，任何系统都由不同要素集成，系统性概念中必然内含集成性；另一方面，要素集成不能杂乱无章，要以系统性为目的和标准，所以集成的概念与系统性具有本质一致性和内在统一性。但在不同语境中，二者又有差别，有时应用系统性的概念特别强调要素集成，即系统是由各种要素组成的。但有时应用集成性多强调集成的规律性、顺序性。只有把系统性与集成性进行整合使得系统集成，才会关注和强调其系统的整体性、集成的关系性和集成的过程性。所以，科学和技术中"系统集成"用到医学中最好翻译成"整合"或"整体整合"。

（2）医学知识的目的性　正如前述，医学知识是人类知识中的一个重要类型，具有本体性地位，能直接地为人类健康服务，这就决定了医学知识必须与医学实践相整合，由此又要求医学知识不仅要有整体性、系统性，而且要有明确的目的性，三者具有一定的关系。

首先，医学实践在整体性、系统性的意义和标准上如有缺陷，必将引起医学实践出现问题，最终导致医学的目的性失败。医学知识的系统性不仅表现为简单系统，更

表现为"大系统"和"超大系统"，在医学实践中可能出现形形色色的、其新性质不能由子系统解析的涌现现象，从而使得医学知识的系统集成（整体整合）变得更加重要、更加复杂、更加困难。

其次，系统论认为，整体无论从整体行为的表现、整体存在的状态、整体演变的过程，还是整体遇到的矛盾与问题以及整体带来的挑战与机遇，都不同于单元个体的情况，整体大于部分之和的现象普遍存在。所以，研究医学知识，从事医学实践必须把整体性和系统性当成头等重要问题，最后才能达到满意的医学目的。

系统论中的系统（S）是由元素集合（A）及关系集合（R）共同决定的，即 $S=(A,R)$，在 A、R 之间存在诸多状态的随机性、表述的模糊性、信息的失稳、不可预测的混沌，以及分叉点上的突然变化，特别是在医学实践中，系统的突变对医学的目的性常常是灾难性的和致命性的，比如心肌梗死、脑出血。

系统中宏观的整体性与微观的结构性需辩证统一。《中庸》讲"致广大而尽精微，极高明而道中庸"，用在医学知识论中，即把以还原论方法尽其精微与以整体论研其广大有机整合起来。

最后，医学知识从产生到运用都具有目的性。科学知识是探索自然奥妙和自然规律，不具有直接的目的性，不能说万有引力定律、库仑定律或量子力学蕴含什么直接的目的性，但医学知识是要解决人类健康实际需要的问题，因而有明确的目的指向和目的蕴含。医学的目的性与医学知识的整体性和系统性密切相关。医学的目的性（治病救人）是医学知识整体性和系统性的灵魂，如果离开了目的性，相关的医学知识就像一盘散沙，其中的整体性和系统性就会土崩瓦解。反之，医学知识没有整体性和系统性就很难达到医学目的。要实现医学知识的整体性和系统性的方法是靠整合或整体整合。

（3）整合思维在医学知识形成中的作用 整合思维是医学实践中最基本的思维方式。医学实践本身是整合性活动，是将在医学实践中涉及的各方面因素及各种不同规律乃至价值选择、目标取舍进行综合性辩证统一的整合。医疗实践强调并突出 HIM 的思维方式才能保证医学目的的达到。具体地说，各方面的医学知识要在医学实践目的的总指引和统摄下与更多、更具体、更复杂的实践要求相整合。在整合过程中各知识间要相互配合、相互促进、相互激发而形成配合知识；也要有相互牵制、相互影响、相互抵消而形成的规避意识，以及由此形成的整体系统的协调意识。在一个目标指引下整合多方面知识，自觉发挥"君、臣、佐、使"的作用，才能保证医学实践顺利展开和医学目的的成功实现。

医学知识论是利用现存医学知识创造更高层次新医学知识的认识论。随着医学知识的演进和丰富，整合思维越来越凸显，医学实践中整合意识也从自发走向自为。医学知识分类有利于各领域知识向纵深迈进，从而为知识整合提供更加逼近客观世界本质的规律性认识。辩证地看，知识整合是医学知识转化成医疗效果的重要思维方式和有效途径。医学知识分化又是使整合思维方式得以顺利开展的基本组织形式和具体发生基础。这是一个事物的一体两面或一体两翼。医学相关知识虽然同属知识范畴，但在研究领域、研究对象、研究范式中有千差万别，难按统一标准规范，难按统一方法实施。正因如此，医学知识呈现出百花齐放、八仙过海各显神通的景象，表现为不同的时效与实效。但医学目标是一致的，这就需要差异性整合，即在尊重统一性基础上实现对差异性的重视，而非忽视或抹杀各方面知识的共通性，没有统一性作为基础，各医学知识之间的整合就失去了基本前提和可能性。

科学知识一般是守恒的，除非有新的证据对其否定，比如1+1=2，是永恒不变的真理。而医学知识则是在向医学目标转化的过程中不断进行修正、整合和创新，不能固守不变，不能以"一招吃遍天下"的方式重复不断地套用现存模板、现有指南。知识就其形成路径而言，科学知识主要靠观察与实验，技术知识主要靠实验和试验，而医学知识主要靠整合和实践。整合是一个涉及面宽泛、内容丰富、含义深广的概念。HIM 不是把医学各类知识加以机械地简单拼凑，而是将不同知识，甚至是不同类、不同质的知识进行有机整合。它不仅涉及基础理论中的形态、结构、功能和结果，而且涉及医学实践中的方法、过程、途径和机制。医学知识的整合不仅表现出显著的有机性和融合性，而且表现出显著的目的性，即为目的而整合。目的通常可称为目标。目的是人类活动的全部动机（比如要治好一位患者）。所谓动机就意味着牵一发而动全身之机。人类活动由目的起、至结果终，轨迹表现为一个圆圈，结果会返回至自身，即目的。结果是最后的，也是最初的，也就是产生活动的起因。因此，结果就是实现了的目的，目的达到了结果才算完成和实现。人类的理性活动就是一个从目的到结果的完整活动过程，其间除了从目的到结果的正向思维和实践，又充满了从结果到目的的反向思维和实践。

关于医学知识整合的七大原则：

①医学知识的整合要服从于医学目标的条件需求。没有医学目标（比如救治一位患者或治愈一种疾病），就不需要医学活动。医学目标的确立源于需求，而需求的满足受必要知识条件的限制。合理的医学目标应以成熟的医学理论知识、医学技术知识、社会知识、经济知识、管理知识等为前提条件。

②医学知识的整合应满足医学目标的综合性要求。医学实践中有总目标，也有众多子目标，医学知识的整合应该满足实现多元综合目标，比如"MDT to HIM"中的制订个体化的整合诊治方案。

③安全性、可靠性是医学知识整合的内在要求。HIM 的特征是跨学科、跨领域的知识整合。有多环节、多层面、多因素的复合性特征。但环节越多、层面越多、因素越多，越易导致可靠性和安全性下降。由不同类型的知识交叉整合的医学知识系统在现实运行中会出现结果不确定的特点。比如，两种抗癌药在一起应用，其疗效不一定提高，但不良反应一定会增强。所以，医学知识的整合一定要相互联结、相互包容、相互匹配、相互协同、相互制约。否则，一个环节异常会致整个整合后的医学知识系统紊乱。所以在医学知识整合过程中，并非越复杂越好，只要满足目标要求，应该是环节越少越好。

④医学知识整合的协同原则。在医学活动中的不同阶段和不同层面，会涉及多种技术方案，会受到不同专业知识和经验的影响。所以，必须对这些知识（如医疗技术要素）进行匹配与协同，使之合理搭配和相互协调。医学的整合要用协同理论指导。比如，中医用药时的配方，就强调"君、臣、佐、使"，强调"团队"的协调和协同作用。

⑤医学知识整合要具动态有序连接原则。医疗活动是在时间和序列中进行和展开的，针对总目标及分目标的进展和要求，从序列上要分主与次，在时间上要分先与后，在权重上要分大与小，而且要将二者有机整合考虑才能最终实现目的。

⑥医学知识要遵循系统性原则。医学知识复杂，具有系统性，要将最优化理论作为医学知识整合的重要原则，即尽可能以最有效、最小付出、最大效益、最低风险获得患者健康的最大社会效益和经济效益。

⑦医学知识整合要将原理性知识和构成性知识二者结合。实现医学目标存在多重途径，每一途径均有其相应的知识基础，但这还不够，其展开需要辅以相关的构成性知识。比如，一个治疗方案就是这两种知识的有机整合，从而形成一个整合性的知识群，这个过程不是简单的拼凑，而是一个对既有知识群的理解和再认识、再创造。对不同患者、不同疾病及其不同病期，不仅所依据的系统性、原理性知识不同，而且其相关的构成性知识也会不同，且各具特色，这就是我们所提倡的"MDT to HIM"，即从"分而析之"到"合而治之"，从"合力治之"到"合理治之"，制订个体化的整合诊治方案。特别要注意，对于不同的患者所需构成性知识差别很大。

（4）医学知识整合与解析的辩证统一　医学知识的整合和解析是辩证统一的关系。强调医学知识整合的重要性绝不意味着要忽视医学知识解析的重要性，其实二者相互渗透、相互促进，既相辅相成，又相反相成，也可以说是"分久必合，合久必分"。

医学知识的解析是将一个复杂的医学知识系统解析为多个相关的医学知识的子系统进行分析，其内容不仅是指原理性知识的解析，也指对构成性知识的解析，还包括对子系统进一步分解为更低层次子系统的解析。其目的是研究各子系统的性质和特征，解决相应的问题。实现分而治之、各个击破。医学知识的解析常常是医学知识整合的来源和基础。只有对原有整合过的医学知识系统进行"合理拆解"后的要素知识、分部知识、子系统知识分别进行研究，取得相应突破后，才能实现医学知识的再整合和再创新。当然，必须牢记，医学知识整合是医学知识解析的最终目标。在研究解析过程中，要高度重视，不能忽视对"接口""链接""耦合"等结构关联性单元知识的保留和研究。要记住，医学知识的整合才是医学活动的最根本的方面。医学知识的整合本身就孕育、激发着创新。因为，通过整合不仅可以提高个体的能力，还可以创造一种集体能力。特别是同类要素的整合可能引发从量变到质变，而不同种类要素的整合无疑更可能引起质变。这不仅意味着整合本身就是创新，而且整合性创新可能是革命性的创新。比如在技术创新领域，CT 的发明者就是一个主要以整合方式实现的革命性创新，有些人只重视单元突破式创新，而轻视整合性创新方式的重要性。其实二者是辩证统一的。①没有单元突破性创新，就没有整个系统性质和功能的革命性创新。②只有单元突破性创新，如果不将其与相应的其他知识整合成一个完整的医学知识系统，就仍然没有更为系统、更高层次、影响更为深远的医学创新。那种游离在整合之外的单元突破则只是医学侦察兵的成绩，而非医学主力军的成就，到头来得不到理想的成果。因此，几乎所有的医学知识和医学实践都需要整合集成。

　　总之，整合和解析二者既不能混为一谈，不能否认其间存在根本性区别，但也要注意它们之间的密切联系，不能将其割裂开来，否则就会顾此失彼。在医学实践中要分而用之，但对实现医学目标一定要整合应用。在整合过程中要想到解析中发现的各要素的独立作用，在解析过程中要想到整合中包含的各要素的综合作用。

　　①医学知识整合中要选择知识要素。"弱水三千，只取一瓢饮"，面对海量的技术知识要素和非技术知识要素，要精挑细选。要从海量的备选知识库中选择出合理的知识要素，的确是一件不易的事情，但这种选择是知识整合过程中的关键环节，对整合成败具有重大影响。

　　②医学知识整合中要高度重视接口、链接及耦合作用，这是整合过程中的最重要因素。

　　③医学知识整合中的权衡和协调。权衡是指用于了解重量的秤或秤杆。一般来说，对事物进行比较要有前提，是对同类、同质事物进行分别比较。但医学活动中要对不同类、不同质的要素进行统一比较，所以显得异常困难，涉及应用隐言性知识，当然得出的也可能是隐言性知识。对事物权衡得好，事物才能协调得好。

　　（5）医学知识与从医能力的关系　医疗活动的不同从业者（医师、护士、技师）各自都掌握有不同的医学知识，但这些不同的知识只有整合起来才能为同样的医学目标服务，所以提出了"MDT to HIM"的概念。其中包括三层含义：组建多学科整合诊治团队；制订个体化整合诊治方案；实现最优化整合诊治效果。MDT 成员在 MDT 团队中表现出既分化分工又互补合作的特点。选择不同的 MDT 成员其实就是在选择不同的知识要素，然后有机整合起来为制订个体化整合诊治方案服务。在此过程中，可以应用医学知识论研究不同医学知识的高度专业性和整合的可能性。隔行如隔山，说的就是高度专业性；但殊途同归，"条条道路通罗马"说的就是高度可能性。最后通过应用整合的方案就可获得最优化的整合诊治效果。当然，医师要具备知识整合的能力需要一个阶段一个阶段的磨练，难以从"初出茅庐"的医学界新手一跃成为一个医学专家。医学知识不是人类天生就固有的本能知识，而是在后天实践中，即在人类的生存、繁衍和发展过程中逐渐产生获得的知识，经历了从无到有、从少到多、从落后到先进、从古代到现代，以及曲折艰难、复杂的过程。表面上看有时是"妙手偶得之"，其实经历了无数艰辛，天上没有掉下来的馅饼。所以 MDT 好组织，HIM 实现难。

医学知识与医师的从医能力虽然有密切联系，但又有重要区别。众所周知，医学知识是从医能力实现的基础，也是前提，没有医学知识肯定不能形成从医能力。但是，医学知识并不等同于从医能力，医学知识需要转化才能成为从医能力，医学知识需要与从医能力有机整合才能成为活的知识和有生命力的知识。如果医学知识不能与从医能力或医学目标（治病救人）有机整合到一起，这种死知识、无生命力的知识就会丧失医学知识发挥功能的场域条件，从而丧失发挥作用的对象和目的。这种死知识不仅对医学目的的实现无效，甚至对医学实践有害。所谓从医能力是围绕患者要达到的总目标应具有的所有作为。从医能力的实现绝不只是需要单一的同质性的知识整合，而是需要不同类、不同质的医学知识有机、系统地整合。医学知识与从医能力之间是相互促进、相得益彰。

目前，临床从业人员大致可分为如下类型。

①不仅有扎实的理论知识，即命题性知识，而且具有丰富的实践知识，即能力知识。不仅有丰富的明言性知识，还有丰富的默会性知识，而且可将这两种知识进行整合。所以，这样的人处理医疗问题，即便是重症疑难病例也能"应对自如，得心应手，如鱼得水"。这就是我们常说的"帅才"。

②不具有扎实的理论知识，但具有丰富的实践知识。面对患者，说不出道理，但能处理问题，这就是我们常说的"匠才"。

③不缺乏理论知识，但缺乏实践知识。面对具体问题能说出一套一套，纸上谈兵，但处理问题束手无策。这种人提意见夸夸其谈，脱离实际，这就是我们常说的"庸才"。

④既缺乏理论知识，又较为缺乏实践能力，这就是我们常说的"废才"。

其实，这四种"才"的特点或能力，只要按"君、臣、佐、使"有机整合起来，帅才堪为君、匠才能作臣、庸才可施佐、废才便当使，形成合力，发挥各自的作用，就能同心协力完成医学目标。总之，医学知识与从医能力的整合是医学知识的本质和灵魂，也是评价医学知识的基点和基本标准。

5. 科学、技术、医学三种知识的异同及关系

对医学知识和科学知识的认识，人们在直觉上和直观上都承认是两类不完全相同的知识。各自有其自身特定的本性特征、社会意义和社会功能，也有各自的价值取向。但由于多种原因，不少人仍有意无意、或明或暗、或多或少地认为科学知识是高级知识，而医学知识是低一级的知识。当今，不仅在欧美发达国家，也包括我们国家，广泛流行和传播的一种似是而非的观念，认为医学知识不过是科学知识的单纯应用，是从科学知识中"衍生"出来的一类知识。而与之密切关联、互为表里，甚至合二为一的观点是，有意无意地认为科学家或科学组织是知识的创造者，而不承认医学家和医学组织也是知识的重要创造者。大多数学者只把医学看成应用科学，医学知识是医者从科学家那里获得的知识，是比科学低一等的派生性和从属性知识。事实上，医学具有独立作为"本体"的地位。虽然医学与科学、技术有着密切的联系，但绝不是科学和技术的衍生物、派生物和依存物。医学是对诸多创新性、先进性的技术要素及资源，甚至资本等相关要素进行合理选择，有序有效地动态整合，并通过在临床防病治病中的合理应用，最后凸显出功能与价值。医学有一个显著的特征是集成创新或称整体整合创新。中国传统哲学有"体"与"用"的术语，有人认为医学是"体"，而科学和技术为"用"。在认识医学本质时，不仅需要从"一般知识论"的角度认识医学的本质，更需要从"医学本体论"的角度认识医学知识的本质，这为医学知识论的研究所必需。科学知识是将文本形态（如论著）作为最重要的存在方式和表达方式，多属明言性知识。但医学知识不同，虽然有其文本形态，但最重要的方式是以技术专利、医学经验、医学标准、医学规范、医学指南为最重要的存在形式和表现形式，绝不能将文章形态的文本当成医学知识表现的唯一形态。医学知识除了文本知识，主要存在于医学工作者的头脑中，最重要的是隐言性知识。除此之外，还有很多表现为物化在医疗设施、医疗设备、医药产品（如说明书）中的医学知识。关于科学知识向医学知识转化或跃升，或转化或跃升成医学知识，这是近年来提出的重大医学问题，也称其为转化医学。的确，有的科学知识可以向医学知识转化，或具有转化的潜能或潜力，这是可以进行的，但这个转化过程和环节非常重要、非常复杂，有时甚至极为困难，或者说前提是生米，难以煮成熟饭，要煮成熟饭还需要若干工序和过程，有些过程是不可逾越的。比如，当年爱因斯坦关于质能转换的基础科学知识，原子核可以裂变或聚变，可依此制造核

武器，或建设核电站，但其间的转化过程是一个非常艰苦复杂的过程，因为这两种知识的"内容和形态"都不同，如果严重轻视和忽视其区别及其间转化的复杂性和难度，都将造不成核武器和核电站。其实转化医学提了那么多年，结果是进展缓慢和收效甚微，也是同样的道理。科学知识和医学知识都在不断发展，原先的科学知识发展成了新的科学知识，原先的知识和发展后的知识依然是科学知识。但医学知识许多是从科学知识和技术知识通过整合或转化而来的，此时科技的知识形态已发生了变化，变成了医学知识形态，不仅有形态的变化，而且服务目的也有了变化，这种知识只能称之为医学知识，而不能称为科学知识。

如前所述，科学知识与医学知识是两种不完全相同的形态、不同性质的知识，而技术知识又是另一类不同类及不同质的知识。当然科学知识和技术知识是医学知识中必不可少的组成部分。技术知识不仅涉及医学活动的认识过程，也涉及其认识结果。所以，医学知识中不仅包含医学实践及其目的，还涉及医学实践过程中的中介，即医学方法或医学技术。医学知识通过医学方法或医学技术达到医学目的，二者既有区别又有联系。欧洲人说条条道路通罗马，中国人说殊途同归，指的是要达到同一目的，可采用不同途径或运用不同方法或技术，此处强调方法或技术的重要性。1973年出土的马王堆帛书《要》篇中，古人还提出了同途殊归。殊途同归强调用不同方法、不同技术，采用不同途径达到同一目的，既强调目的的重要性，又强调方法的多样性；而同途殊归强调的是用同一方法达到不同目的，突出了方法的能动性和创造性。应该说，殊途同归做起来相对容易一些，但同途殊归做起来很难。医学知识与医学工具（设备）间有一根本的区别是，医学知识有对或错、真或假的问题，而工具机器只有先进与落后、适合与不适合的问题，不能说它有真或假、对与错的问题。所以，有时修正医学知识的错误是医学知识进步和演化的重要方式和步骤。

医学方法或技术知识本身有着不同类型和形态。比如在医药研发过程中，就分别有研发实验室获得的技术知识、中间试验（简称中试）的技术知识和批量化生产的技术知识，三者不完全相同，又密切联系，并相互转化。研发实验室获得的技术知识不可能全部转化为中试的技术知识，中试的技术知识又不可能全部转化为批量化生产的技术知识。有些实验室技术不能通过转化整合应用到医学实践中去，主要因其是"纯科学知识"或"纯技术知识"，未能和有关非科学或非技术知识进行整合。非技术知识与医学技术知识整合过程中，一方面前者会对后者的成熟度、效率性、合理性提出新要求；另一方面，还有可能是一些好的知识技术会因各种原因（如伦理）被拒绝进入医学系统。

除了技术知识和非技术知识，还有谁与谁整合更合适的问题，更合适就是更好。

系统论认为，最优化不等于各要素各自最优化的拼凑。所以，在医学知识中，科学知识与技术知识固然重要，但不能说后两者或只有后两者才起决定性作用。"科学 – 技术 – 医学"三者的关系是无固定首尾逻辑和无绝对因果逻辑的持续循环关系。三者互相依存、互相依赖、互相推动，不但存在"科学→技术→医学"方向的依次推进关系（在科学理论指导下开展新技术研发，然后用到医学实践中），而且存在"医学→技术→科学"反方向的依次推进关系（在医学实践中提出问题需求，进而带动技术和科学的发展）。这是两个相反方向推进过程，不能说前者为推进、后者为倒进（或倒逼）。其实医学的发展通常以后一种推进方式为多，力量更大，成果更突出。两个方向共同形成闭环式研究路径，从而获得整体真理。

参考文献

[1] 殷瑞钰，李伯聪，栾恩杰 . 工程知识论 [M]. 北京：高等教育出版社，2020.

[2] 魏宏森，曾国屏 . 试论系统的整体性原理 [J]. 清华大学学报（哲学社会科学版），1994，9（3）：57–62.

[3] 樊代明 . 整合医学—— 理论与实践 [M]. 西安：世界图书出版西安有限公司，2016.

[4] 樊代明 . 整合医学—— 理论与实践 7[M]. 西安：世界图书出版西安有限公司，2021.

[5] 王章豹，胡青侠 . 工程哲学视域下卓越工程师知识结构探析 [J]. 大学（研究版），2015，10（4）：43–52.

[6] YANG Z P, FAN D M. Multidisciplinary team to holistic integrative medicine [J]. Explor Res Hypoth Med, 2020, 5（4）：139–140.

[7] 樊代明 . 疫后医学发展的思考 [J]. 医学争鸣，2021，12（1）：1–7.

附录二　中国抗癌协会

中国抗癌协会是民政部注册、中国科学技术协会主管、具有独立法人资格的肿瘤学科的国家一级学会。协会成立于1984年4月28日，创始人为金显宅教授，历任理事长分别为吴桓兴教授、张天泽教授、徐光炜教授、郝希山院士、樊代明院士。协会秘书处设在天津，挂靠单位为天津医科大学肿瘤医院，在31个省、市、自治区建立了地方抗癌协会，在全国范围内组建了187个分支机构，118个单位会员，现有个人会员70万余人。

中国抗癌协会是我国肿瘤医学领域历史最悠久、规模最大、影响力最强的科技社团。自成立以来，协会积极开展肿瘤学科的临床与基础性研究，举办国内外肿瘤学术会议，创办多种形式的肿瘤学习培训班，积极推广新成果、新技术。自2000年举办中国肿瘤学大会（CCO），自2023年更名为中国整合肿瘤学大会（CCHIO），以综合、交叉、高端、前沿为特色，成为我国最高层次的肿瘤领域学术会议。2022-2023年，协会组织13000余位专家编写，300余位院士评审，研制成功首部《中国肿瘤整合诊治指南》（简称CACA指南），覆盖53个瘤种和60个诊疗技术，共计113个指南，组织开展100场"CACA指南发布暨精读巡讲"，直播观看总量累计超26亿人次，掀起全国"学指南、用指南、遵规范"的热潮。每年组织编写发布《中国恶性肿瘤学科发展报告》、肿瘤诊疗规范指南等学术专著。对基层医生开展学术帮扶，组织实施全国性继教培训，带动各地区学术水平的普遍提升，推动我国肿瘤诊治水平均衡发展。建设"中国抗癌协会系列期刊"，34种系列期刊中，19种为中国科技核心期刊，5种英文期刊被SCI收录，逐步形成具有国际影响力的肿瘤领域期刊矩阵。

中国抗癌协会不断扩大国际交流，提高国际影响力和学术地位。1997年成为国际抗癌联盟（UICC）的正式会员单位，2009年在天津建立国际抗癌联盟中国联络处，并于2010年在我国首次承办由国际抗癌联盟（UICC）主办的世界抗癌大会。协会是亚洲肿瘤协会（AOS)常务理事单位，2023年在天津承办第22届亚太抗癌大会。协会与美国、欧洲、亚太地区等国际肿瘤组织建立了良好的合作关系。秉承"请进来，走出去"的理念，持续开展一带一路国家间的肿瘤医学领域学术交流和技术培训。与国际抗癌联盟合作开展学术交流及人才培养项目，推荐优秀专家到国际组织任职，培养中青年国际化领军人才，显著提升我国肿瘤行业国际影响力。2022 年创办 Holistic Integrative Oncology（HIO）英文旗舰期刊，向全世界推广中国原创研究成果和肿瘤防治临床经验。HIO 中标中国科协卓越期刊高起点新刊项目，为协会加快培育世界一流学术期刊，提升国际影响力创造有利条件。

推动科普品牌建设，助力全民科学抗癌。自 1995 年发起创建"全国肿瘤防治宣传周"活动，至今已成功举办 28 届，成为我国规模和影响力最大的肿瘤科普品牌活动，每年组织 2.4 世界癌症日、世界无烟日、国际乳腺癌关注月、国际肺癌关注月等主题活动；在中国科协指导下，组建多学科的科学传播专家团队，每年组织中国整合肿瘤学大会（CCHIO）科普专场和全国肿瘤科普能力大赛；在全国创建肺癌、乳腺癌、淋巴瘤、胃癌等科普教育基地，搭建肿瘤精准科普教育的平台；组织编写国内最具权威性、系统性的《中国癌症患者指南》，聚焦预防、早筛、临床、康复的全程管理，助力科学抗癌；启动中国肿瘤防治健康科普工程，组织出版《癌症知多少》品牌科普丛书，入选十三五国家重点图书，每年出版《逢生》患者故事等品牌科普作品；创建国内第一个肿瘤科普能力提升全国继教项目"肿瘤科普训练营"，助力公众建立科学抗癌理念，推动预防为主的癌症防控策略。

每年组织中国抗癌协会科技奖和青年科学家奖评选，激励肿瘤领域的青年科技人才锐意创新，勇攀高峰；建立人才智库，开展建言献策，承接民政部癌症救助试点项目，每年组织贫困地区癌症救助活动，帮扶基层提高肿瘤防治水平；加强党组织建设，建立理事会党委和分支机构党的工作小组，每年开展中国抗癌协会党建特色活动和党建调研项目，以党建促会建。2012—2017 年，连续两次入选中国科协能力提升专项，2018—2020 成功入选中国科协"世界一流学会建设项目"，2021—2023 年再次入选中国特色一流学会建设项目一类学会。

附录三 中国水利电力医学科学技术学会 健康管理专业委员会

中国水利电力医学科学技术学会健康管理专业委员会，简称中国水电医科会健康管理专委会。本会是由社会广大从事健康管理的单位及相关工作人员自愿结成的全国性、学术性、非营利性学术组织。本会宗旨是：团结社会广大从事健康管理的单位及相关专业人员，推动健康管理医学科学进步，规范地开展健康管理医学科研和学术活动，维护国家统一、民族团结，坚持科学发展观，构建社会主义和谐社会。本会遵守宪法、法律、法规和国家政策，践行社会主义核心价值观，弘扬爱国主义精神，遵守社会道德风尚，自觉加强诚信自律建设。本会坚持中国共产党的全面领导，根据中国共产党章程的规定，设立中国共产党的组织，开展党的活动，为党的组织的活动提供必要条件。本会接受中国水利电力医学科学技术学会的领导和监督管理。本会的挂靠单位是成都市第八人民医院。本会的业务范围：

①贯彻党和国家的医疗卫生工作各项方针政策，进行健康管理医学及相关学科的科学研究。

②积极开展与各健康管理医学科学技术团体的交流、合作；推广健康管理医学科学技术成果，同时总结交流健康管理事业的成果。

③引进和推广国内外先进的健康管理医学科学技术成果。

④组织健康管理重点课题的研究及有计划地开展健康管理专题协作。

⑤积极为专委会会员单位培训人才，根据需要举办各种健康管理专业技术和管理培训班，不断更新健康管理科学技术知识，提高广大健康管理技术人员业务技术水平。

⑥依照有关规定，编辑和出版健康管理有关的技术科普期刊、图书资料及电子音像制品，创办专委会网页。

⑦开展健康管理知识宣传教育，提高专委会内外广大群众的健康管理知识水平和增强自我健康管理的意识，开展群众性健康管理运动；推动健康中国事业发展。

⑧开展健康管理科学技术咨询活动和承办政府有关部门委托的工作任务。

业务范围中属于法律法规规章规定须经批准的事项，依法经批准后开展。

本会的会员分为：单位会员和个人会员。凡承认本会章程、愿意履行义务、热心并积极支持本会工作的健康管理单位或个人，健康管理专家学者及有关健康管理的社会活动家（单位和个人）与健康管理相关的企业，均可申请加入本会。